치매는 더 이상 '치료할 수 없는 병'이 아닙니다.
우리 모두의 올바른 이해와 노력,
예방과 치료법에 대한 더 많은 관심이
'치매 없는 대한민국'을 만들 수 있습니다.

묵인희

──────── **이 책을 향한 찬사** ────────

★★★★★

정신과 의사이자 치매 연구자로서 진료실에서 마주하는 가장 큰 두려움은 단연 '치매'다. 초고령사회로 접어든 지금, 치매는 더 이상 남의 이야기가 아닌 우리 모두의 현실이 되었다. 이런 막막한 현실에 희망의 빛이 되어줄 책이 나왔다. 서울대학교 묵인희 교수의 『치매 해방』이다.

30여 년간 알츠하이머병 연구에 헌신해온 저자는 가족의 투병을 지켜보며 느낀 절실함으로 이 여정을 시작했다. 그 깊은 공감과 치열한 연구가 담긴 이 책은 치매 앞에서 길을 잃은 우리에게 가장 신뢰할 수 있는 나침반이 될 것이다.

이 책의 핵심은 '치매는 불치병이 아니다'라는 희망의 메시지이다. 과학적 근거를 바탕으로 치매 진단과 치료의 최전선을 소개한다. FDA 승인을 받은 레카네맙과 도나네맙 같은 최신 치료제부터 혈액검사를 통한 조기진단, 디지털 치료제까지 막연한 두려움을 넘어설 구체적인 해법들을 제시한다. 특히 인상 깊었던 것은 '인지예비능'에 대한 설명이다. 독서, 운동, 사회활동 같은 일상의 실천으로 누구나 뇌의 저항력을 키울 수 있다는 메시지는 큰 용기를 준다. 치매를 단순한 의학적 문제가 아닌, 환자와 가족, 사회 전체가 함께 풀어가야 할 과제로 바라보는 따뜻한 시선도 돋보인다.

이 책은 흔히 잘못 알려진 의학적 상식 바로잡기부터 조기진단의 중요성, 최신 치료법, 예방법까지, 이 책은 치매와의 전쟁에서 승리할 수 있는 모든 것을 담은 종합 안내서다. 치매가 두려우신 분들, 환자를 돌보는 가족들, 뇌 건강에 관심 있는 모든 분께 이 책이 '치매 해방'으로 가는 든든한 길잡이가 되리라 확신하며 적극 추천한다.

— **김기웅** 서울대 뇌인지과학과 교수

이 책은 인류가 치매와 벌이고 있는 전쟁의 최전선에서 30년 가까이 치매라는 적을 물리치기 위해 고군분투한 세계적 연구자의 생생한 전쟁 경험담에 가깝다. 전투에 직접 참여하지 못하고 후방에서 아무런 정보 없이 공포에 떠는 대중에게 이 책은 가뭄 속의 단비처럼 지식의 갈증을 해소해줄 것이다.

이 책을 읽으면, 치매는 과학적으로 어디까지 이해되었는지, 치료를 위해 어떤 방법들이 나와 있는지, 조기진단과 예방을 위해서는 구체적으로 무엇을 해야 하는지 등 치매에 관해 일반인이 알고 싶은 거의 모든 지식을 원스톱으로 얻을 수 있다.
이 책은 무엇보다도 치매와의 전투에서 승리하여 평화로움을 맞이할 해방의 날이 머지않았다는 희망찬 미래를 과학적으로 잘 풀어 보여주는 치매 지침서다.

— **이인아** 서울대 뇌인지과학과 교수

묵인희 교수는 불치병으로 여겨진 치매를 치료하고 이를 극복하기 위한 실마리를 풀고자 오랜 세월 치매 연구의 최전선에 동참하여 함께 연구해온 존경하는 동료 과학자이자, 대한민국 치매 연구를 위해 헌신해온 대표적인 인물이다.
묵 교수는 저자로서 수십 년 동안의 연구를 통해 터득하고 느낀 내용을 쉽고 알기 쉽게 이 책에 집약하였고, 치매로부터 자유로워질 수 있으며 얼마든지 치료될 수 있는 질환이라는 메시지를 주고 있다.
치매에 대한 막연한 공포와 불치병이라는 두려움을 극복하고 건강한 뇌를 가꾸고 싶은 독자, 특히 알츠하이머병에 대한 미스터리를 과학에 근거하여 하나씩 풀어나가고 이해하고 싶은 독자, 실용적인 예방과 진단 및 치료가 무엇인가를 궁금해하는 독자들에게 시원한 답변을 줄 수 있는 책이다.

— **김승현** 대한신경과학회 이사장·한양대학교 의과대학 신경과 교수

이제 인류는 미증유의 초고령 장수사회로 진입하고 있다. 따라서 건강하고 당당하고 보람찬 노년의 삶이 어느 때보다도 더 절실하게 요구되고 있다. 이러한 목적을 달성하기 위해서는 몸과 마음이 모두 온전하고 보다 기능적으로 효율적이기를 바라고 있다. 그동안 몸에 관해서는 놀랄 만한 과학기술의 발전이 이루어져 소기의 목표를 달성해가고 있는데, 아직 마음과 인지능의 발전은 이에 부응하지 못하여 인간의 존엄성과 가족의 관계, 사회적 연대마저 위협하고 있다. 특히 수명 증가에 따라 발생이 증가하는 치매는 가장 핵심적인 문제가 되고 있으며 그 해법이 시급하게 요구되고 있다.

서울대학교 의과대학 묵인희 교수의 『치매 해방』은 이러한 치매 문제를 과학적 통찰과 따뜻한 시선으로 풀어낸 귀중한 저서이다. 묵인희 교수는 오랜 연구를 통해 치매의 병태생리와 최

신 연구 동향을 누구나 이해하기 쉽게 풀어냈을 뿐 아니라, 치매 환자와 가족들이 일상에서 실천할 수 있는 구체적 관리법까지 제시해주었다. 특히 노화와 치매의 관계를 심도 있게 설명하면서도, 환자의 삶의 질을 지키기 위한 실질적인 방안을 담아낸 점이 매우 인상적이다.

노화학자로서 나는 이 책이 단순한 의학서적을 넘어, 치매를 극복하고자 하는 모든 이들에게 과학적 근거와 희망을 동시에 제시하는 지침서가 될 것이라 확신한다.『치매 해방』이 환자와 가족, 나아가 지역사회 모두가 치매를 극복하기 위해 함께 만들어가는 변화의 시작점이 되길 진심으로 바란다.

— **박상철** 노화학자·전 서울대 노화고령사회 연구소장

치매는 기억을 지우는 병이 아니라, 영혼을 파괴하는 병이다. 어느 날, 내가 사랑하던 사람의 눈빛이 사라지고 말투가 바뀌며 결국 존재 자체가 낯설어지는 순간이 오면, 우리는 무력해진다. 묵인희 교수는 이 무력함과 필사적으로 싸워온 사람이다. 서울대 교수이자 치매극복연구개발사업단의 수장으로, 지난 30여

년간 치매의 정체를 추적해온 국내 최고의 연구자다. 『치매 해방』은 그런 그가 대중을 향해 처음 건네는 '치매 설명서'다. 치매를 예방하고 조기 징후를 인식하는 방법부터 관리하고 치료하는 단계까지 이 책에 고스란히 담겨 있다.

무엇보다 이 책은 불안을 팔지 않는다. 얄팍한 위로에 머물지도 않는다. 지금까지의 모든 연구 결과와 과학적 사실만을 근거로 치매라는 거대한 두려움에 정면으로 맞선다. 그가 이 책을 통해 전하고자 하는 가장 중요한 한마디는 '치매는 극복 가능하다'라는 희망이다. 이 책은 그 믿음 하나로 평생을 걸어온 과학자가 펼치는 '해방으로 향하는 지도'다.

— **이정봉** 중앙일보 기자

치매 해방

알츠하이머병 세계적 권위자가
30년 연구로 밝힌 뇌 건강 프로젝트

치매 해방

The End of Alzheimer's

묵인희 서울대 치매융합연구센터장 **지음**

21세기북스

치매 해방 The End of Alzheimer's

―― 들어가는 글 ――

치매에 대한 두려움을 넘어, 예방과 치료를 향한 여정

어느 날 문득 거울 속 낯선 얼굴을 마주하거나, 이름이 떠오르지 않고 익숙했던 장소가 갑자기 낯설게 느껴질 때, 우리는 단순한 건망증이 아닌 치매의 전조일까 하는 불안감에 휩싸이곤 한다. 아마도 많은 사람들이 이런 두려움을 느껴봤을 것이다.

이 책은 바로 그런 두려움 속에서 하루하루를 살아가는 수많은 사람들을 위해 썼다. 치매는 단순히 기억을 잃어버리는 병이 아니라, 우리의 삶의 방식, 가족의 모습, 심지어 사회의 구조까지 송두리째 바꿔놓는 질병이다. 이미 한국은 초고령사회에 진입했고, 2050년에는 무려 300만 명이 치매를 앓게 될 것이라는 전망이 나와 있다. 치매는 단순히 나이가 들어 생기는 자연스러운 현상이라고 넘기기에는 너무나 크고 무거운 문제다. 우리는 과연 이 거대한 도전에 어떻게 맞설 수 있을까?

이 책은 치매를 두려워하는 모든 사람들, 치매 환자를 돌보는 가족, 그리고 이 질병의 치료와 예방에 관심을 갖는 연구자들을 위한 것이다. 치매가 우리 삶에 더 이상 두려움의 대상이 되지 않도록, 우리는 치매를 제대로 이해하고, 예방하고, 이겨낼 방법을 찾아야 한다. 이 책을 통해 독자들은 치매의 원인과 진행 과정, 최신 치료법, 그리고 실제적인 예방 전략까지, 과학에 기반을 둔 해법들을 하나씩 발견하게 될 것이다.

내가 치매 연구를 시작하게 된 계기는 단순한 호기심 때문이 아니었다. 사랑하는 가족 중 한 분이 치매 진단을 받았을 때, 마음속 깊이 '왜 우리는 이 질병 앞에서 이렇게 무력할 수밖에 없을까?'라는 질문이 떠올랐다. 세상에는 수많은 질병이 있고 대부분 치료법을 찾아가고 있는데, 왜 치매만은 여전히 '극복할 수 없는 병'으로 남아 있을까 하는 의문이 들었다.

연구를 계속하면서 치매가 단순히 의학적인 문제를 넘어선다는 것을 깨달았다. 치매는 개인의 삶뿐만 아니라 가족의 삶, 의료와 복지 시스템, 나아가 사회 전체를 흔드는 거대한 사회적 과제였다. 치매극복연구개발사업단 단장으로서 수많은 연구자들과 치매 환자 가족들을 만나면서, 치매 극복은 과학과 의학만으로는 불가능하며 사회 전체가 힘을 모아야만 가능하다는 확신을 얻게 되었다.

   이 책은 그렇게 쌓인 깊은 고민과 오랜 연구의 결과물이다. 치매는 결코 피할 수 없는 운명이 아니다. 조기진단과 적극적인 예방을 통해 충분히 대비하고 맞설 수 있는 질병이다. 그렇다면 지금 치매 연구 현장에서는 어떤 이야기들이 가장 주목받고 있을까? 이 책의 내용을 따라가다 보면 치매를 둘러싼 최신 이슈들을 한눈에 살펴볼 수 있을 것이다.

   1장 '치매, 우리가 몰랐던 진실'에서는 치매에 대한 오해를 풀어나간다. 많은 사람들이 치매를 그저 속수무책으로 받아들여야 하는 병이라고 생각하지만, 실제로는 그렇지 않다. 과학은 치매의 복잡한 메커니즘을 하나하나 밝혀내고 있으며, 치매를 올바르게 이해하는 것이 예방과 치료의 첫걸음이 될 것이다.

   2장 '조기진단: 치매 발견의 골든타임을 지켜라'에서는 치매 치료의 성패를 좌우하는 조기진난의 중요성을 이야기한나. 치매는 증상이 겉으로 나타나기 훨씬 전부터 뇌 속에서 조용히 진행된다. 병의 진행을 늦추고 치료 효과를 높이려면, 뇌의 작은 변화 신호를 가능한 한 빨리 감지해야 한다. 혈액검사로 치매 관련 물질을 찾아내는 바이오마커 기술, 인공지능AI을 이용한 뇌 MRI 분석, 디지털 기기를 활용한 인지 검사 같은 최첨단 기술들이 이미 우리 곁으로 다가오고 있다.

3장 '치료: 치매에 지지 않는 뇌를 만들어라'에서는 치매 치료는 불가능하다는 기존의 인식을 깨려는 과학자들의 도전 이야기를 담았다. 미국 식품의약국 FDA 승인을 받은 아밀로이드 베타 제거 항체 치료제는 그러한 희망의 첫 신호탄이다. 스마트폰 앱이나 게임을 활용하는 디지털 치료제, 장 건강과 뇌 건강의 연관성을 연구하는 '장-뇌 축' 연구, 그리고 약물 외에 다양한 방식으로 치매 증상을 관리하는 비약물 치료 등 여러 방면의 접근이 새로운 치료 시대를 열어가고 있다. 이제 치매 치료는 점점 더 환자 개개인의 특성에 맞춘 '개인 맞춤형 치료'의 길로 나아가고 있다.

4장 '예방: 치매 없는 100세 시대, 뇌 근육을 키워라'에서는 우리가 스스로 실천할 수 있는 치매 예방 전략을 다룬다. 치매는 단순히 유전자만으로 결정되는 것이 아니다. 건강한 식습관, 꾸준한 운동, 충분한 수면, 활발한 사회 활동 등 생활 습관이 치매 발병에 중요한 영향을 미친다. 뇌의 인지기능을 강화하는 '인지예비능'을 키우는 건강한 습관들이 치매를 늦추고 막아내는 든든한 방패가 될 수 있다.

치매는 이제 더 이상 '치료할 수 없는 병'이 아니다. 우리가 이 질병을 제대로 이해하고, 미리 준비하고, 효과적인 치료 전략을 세운다면 충분히 맞서 싸울 수 있다. 이 책이 치매를 두려움의 대상이 아닌, 우리가 함께 도전하고 극복해나갈 수 있는 문제로 바라보는 중요한 계기가 되기를 바란다.

자, 이제 치매의 진실을 밝히는 여정을 함께 시작해보자!

2025년 9월

묵인희

이 책의 주요 용어

조기진단 Early Diagnosis

알츠하이머병은 '인지기능 저하'라는 증상이 겉으로 나타나기 훨씬 전부터 뇌 속에서 조용히 진행된다. 아밀로이드 베타 플라크가 뇌에 쌓이기 시작하는 시점과 인지기능 저하가 나타나는 시점 사이에 최소 10~20년의 간극이 존재하므로 조기 진단이 중요하다. 조기 진단이란 치매 증상이 아직 경미하여 일상생활에 큰 지장을 초래하지 않는 단계에서 치매를 발견하는 것이다. 진단 기술의 빠른 발전으로 최근 아밀로이드 PET, 혈액 바이오마커, 장내 미생물 분석, 유전자 분석 등의 기술이 발전하면서 증상이 나타나기 전 질병을 감지하는 것이 가능해지고 있다. 조기진단을 통해 병의 진행 속도를 늦추고, 환자와 가족이 미래를 계획하며, 적절한 치료 및 돌봄을 준비할 수 있다.

인지기능 Cognitive Function

기억력, 언어능력, 실행능력, 시공간능력, 주의집중력, 판단력 등, 정보를 받아들이고 처리하여 행동하는 모든 정신적 과정을 말한다. 치매는 이 기능들이 손상되어 일상생활에 어려움을 겪는 상태이다.

인지평가 Cognitive Assessment

기억력, 언어능력, 주의력 등 인지기능을 객관적으로 측정하는 검사. 신경과 혹은 정신과에서 검사를 진행한다. 대표적으로 간단한 설문지 형태의 선별 검사(MMSE, MoCA 등)부터 신경심리 전문의가 시행하는 종합적인 평가까지 다양하며, 치매 진단의 필수적인 과정이다.

인지예비능 Cognitive Reserve

뇌의 손상이 있더라도 인지기능이 잘 유지되도록 뇌가 가진 잠재적 능력. 학력, 경험, 사회활동 등을 통해 인지예비능을 키울 수 있으며, 치매 발병 시기를 늦추거나 진행 속도를 결정 짓거나 증상의 심각도를 줄이는 데 기여한다.

가성치매 Pseudodementia

우울증이나 불안장애로 치매와 유사한 인지기능 저하 증상을 보이는 상태. 신경 퇴행성 치매와는 달리 치료를 받으면 인지기능이 회복되는 것이 특징이다. 정확한 진단을 위해서는 정신건강의학과 전문의의 평가가 필요하다.

원인 유전인자 Causal Genes

치매 발병에 직접적인 영향을 미치는 유전자. 알츠하이머병의 경우 PSEN1, PSEN2, APP와 같은 유전자 변이가 원인으로 밝혀져 있다. 이외에도 APOE4 유전자는 알츠하이머병의 발병 위험도를 높이는 위험 인자로 알려져 있다.

아밀로이드 베타 플라크 Amyloid-Beta Plaque

알츠하이머병 환자의 뇌에서 발견되는 비정상적인 단백질 덩어리. 아밀로이드 베타라는 단백질 조각이 뇌에 쌓여 신경세포 기능을 방해하고 손상을 일으킨다.

타우 단백질 Tau Protein

신경세포 내부에 존재하는 단백질로, 세포의 구조를 지지하고 신경세포 내부 물질의 운반을 돕는 역할을 한다. 알츠하이머병 환자에게서는 이 타우 단백질이 비정상적으로 변형(과인산화)되어 '신경섬유 엉킴'을 형성한다.

신경섬유 엉킴 Neurofibrillary Tangles

비정상적으로 변형된 타우 단백질이 엉켜서 생긴 실타래 모양의 구조물. 신경세포 내부에서 영양분 이동을 방해하고 결국 신경세포를 죽게 만든다.

체크리스트 깜빡깜빡, 치매가 의심된다?

치매는 조기에 발견하여 적절한 치료를 받는 것이 중요하다. 평소 간단한 자가 진단을 통해 초기 징후를 파악할 수 있다. 아래는 치매 자가 진단을 위한 15개의 질문이다.

치매 자가 진단 테스트

1. 오늘이 몇 월이고 무슨 요일인지 잘 모른다. ☐
2. 자신이 놓아두었던 물건을 잘 찾지 못한다. ☐
3. 같은 질문을 반복해서 한다. ☐
4. 약속을 하고서 잊어버린다. ☐
5. 물건을 가지러 갔다가 잊어버리고 그냥 온다. ☐
6. 사건이나 사람 이름을 대기가 힘들어 머뭇거린다. ☐
7. 대화 중 내용이 이해되지 않아 반복해서 물어본다. ☐
8. 길을 잃거나 헤맨 적이 있다. ☐

9. 이전에 비해서 계산 능력이 떨어졌다. ☐

10. 종종 사용하던 단어가 잘 떠오르지 않아 답답한 때가 자주 생긴다. ☐

11. 전에 잘 다루던 기구의 사용이 서툴러졌다. ☐

12. 예전에 비해 방이나 집안의 정리 정돈을 하지 못한다. ☐

13. 상황에 맞게 스스로 옷을 선택하여 입지 못한다. ☐

14. 혼자 대중교통수단을 이용하여 목적지에 가기 힘들다. ☐

15. 내복이나 옷이 더러워져도 갈아입으려 하지 않는다. ☐

위 항목 중 6개 이상에 해당된다면, 가까운 치매안심센터나 의료기관을 방문하여 전문적인 검사를 받는 것이 좋다.

차례

- 011   들어가는 글   치매에 대한 두려움을 넘어, 예방과 치료를 향한 여정
- 016   이 책의 주요 용어
- 018   체크리스트   깜박깜박, 치매가 의심된다?

1장   치매, 우리가 몰랐던 진실

- 025   마주하기 전까지 모르는 치매의 진짜 얼굴
- 040   치매에 대해 잘못 알고 있는 것들
- 052   같은 증상, 다른 결말: 치매의 다양한 원인
- 063   치매의 70%를 차지하는 알츠하이머병
- 073   '치매 해방' 3요소: 조기진단, 예방 및 관리, 치료

2장   조기진단 : 치매 발견의 골든타임을 지켜라

- 085   치매 치료의 성패를 좌우하는 골든타임
- 093   나도 모르게 치매를 유발하는 몸속 원인들
- 104   알츠하이머병, 어떻게 발견하고 진단할까
- 117   조기진단 후, 치매 가속화를 막아라
- 125   건강별책   치매 가속화를 막는 생활 습관 만들기
- 127   조기진단 기술, 어디까지 이뤄졌나

3장 치료
: 치매에 지지 않는 뇌를 만들어라

- **135** 알츠하이머병은 완치될 수 있을까?
- **145** 완전한 치매 해방: 약물에서 디지털 치료제까지
- **154** 당신이 궁금한 치매 치료의 모든 것
- **168** 디지털 치료제: 치매 치료의 새로운 지평
- **184** 기적의 치료제, 반드시 약물일 필요 없다

4장 예방
: 치매 없는 100세 시대, 뇌 근육을 키워라

- **199** 노화는 운명이 아니다 : 치매, 막을 수 있을까?
- **216** '란셋 보고서', 생애 주기에 따른 치매 예방법
- **227** 치매 해방의 열쇠, 인지예비능
- **236** 건강별책 뛰어난 인지예비능을 가진 유명인들
- **241** 건강별책 인지예비능을 높여주는 다양한 활동들
- **245** 치매 없는 대한민국, 치매 해방의 기적

- **253** 나가는 글 치매 극복, 새로운 희망의 시대가 열린다
- **256** Q&A 치매, 무엇이든 물어보세요
- **263** 미주

1장

치매,

우리가
몰랐던 진실

The End of Alzheimer's

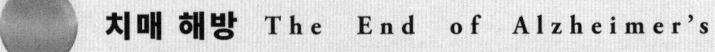
치매 해방 The End of Alzheimer's

마주하기 전까지 모르는
치매의 진짜 얼굴

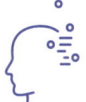

우리가 치매를
두려워할 수밖에 없는 이유

치매에 대해 본격적인 이야기를 하기에 앞서, 이 질문을 생각해보자. 치매는 무엇일까? 정확히 어떤 증상을 치매라고 부를까? 우리는 왜 치매를 두려워할까? 고민해봐도 선뜻 대답하기란 쉽지 않을 것이다. 치매는 너무나 많이 들어서 이제는 익숙한 단어가 되었다. 하지만 정확히 어떤 질병인지, 어떤 증상이 나타나는지, 어떻게 예방하고 관리해야 하는지는 여전히 많은 사람들이 궁금해한다. 인터넷을 비롯한 온갖 매체에는 치매에 관한 정보가 넘치지만, 그래서 오히려 더 혼란스럽고, 두려움을 느끼게 된다. 그러므로 치매에 대해 우리가 알고 있는 오해들을 풀고, 변화하는 노년의 모습과 함께 치매에 대한 정확한 정보를 알아보는 단계가 가장 먼저 필요하다. 치매는 단순한 기억력 감퇴가 아니라 뇌의 구조적, 기능적 변화로 인해 발생하는 신경퇴행성 질환이다. 특히 알츠하이머병과 같은 신경계 질환은 초기에는 미미한 증상으로 시작되는 만큼, 점차 뇌의 신경세포가 소실되면서, 사고력, 판단력, 감정 조절, 운동 기능까지 영향을 미치게 된다.

보통 65세 이상 인구가 20% 이상일 때 초고령사회라고 하는데, 한국은 65세 이상 고령 인구의 비중이 빠르게 증가하고 있으며, 이미 예상보다 훨씬 빨리 초고령사회에 진입했다. 2050년에는 전체 인구의 40%가 65세 이상의 노인으로 채워질 것으로 예상하고 있다. 과거에는 65세 이상 노인이라고 하면 건강이 좋지 않고 활력이 없는 사람이라는 부정적인 이미지가 강했지만, 그런 의미에서 요즘 65세는 전혀 노인이 아니다. 65세는 건강을 관리하며 새로운 삶을 설계하고 다양한 삶을 즐기는, 활기찬 제2의 인생을 시작하는 시기이다.

과거에는 노인들이 스스로를 위해 돈을 쓰기보다는 자식을 위해서 모든 것을 쏟아붓는 경우가 많았지만, 베이비붐세대가 노년기에 접어들면서 이러한 패턴이 바뀌었다. 베이비붐세대는 자신을 위한 투자를 아끼지 않고, 여가 활동, 건강관리, 새로운 경험 등 다양한 분야에서 소비를 늘리면서 실버 이코노미 시대를 열었다. 실버 이코노미 시장은 급격히 성장하고 있으며, 우리 경제의 새로운 성장 동력으로 자리매김하고 있다. 자신을 위한 투자를 아끼지 않는 베이비붐세대를 액티브 시니어active senior 라고들 부른다. 미래세대인 자녀들의 가족관이 액티브 시니어 세대의 생각과 많이 다르다는 것을 이미 깨닫고 있기 때문이다. 부모의 부양에 대한 책임감에 대해서 진지하게 생각할 겨를이 없이 성장하고 경쟁하고 부대끼고 있기 때문이기도 하고 베이비붐세대(1955~1963년 출생자)들이 본인이 겪은 사회적, 경제적 어려움과 가족에 대한 부양의 중압감을 주고 싶지 않기 때문에 미래세대에게 아무것도 요구하지 않고 키워왔기 때문이다.

어찌 보면 부모에 대한 부양과 자녀에 대한 지원 모두에 철저히 무장되어 있는 현재의 베이비붐세대들과는 기본부터 의식구조가 다르기 때문이다. 그러므로, 자기 스스로는 자기가 지켜야 한다는 신념으로 무장되어 있는 최초의 세대가 도래한 것이다. 이들은 65세 이상에도 여전히 활발한 경제활동과 사회 활동의 지속을 추구하고 있으며, 운동, 학습, 사회적 교류를 통해 인지기능을 유지하려는 경향을 보인다. 노후 대비라는 개념에서 벗어나 노년을 적극적으로 설계하고 즐기는 세대로 변화하고 있는 것이다. 그러나 치매는 이러한 노년의 삶의 질을 위협하는 가장 큰 요인 중 하나이다.

보건복지부에서 발표한 〈제4차('21~'25) 치매 관리 종합 계획〉을 살펴보면 2021년 기준으로 국내 치매 환자는 약 87만 명, 노인 인구의 10%에 해당하는 사람들이 치매 환자이다. 우리가 초고령사회에 진입했기 때문에 노인 인구가 늘어나는 속도가 점점 빨라져서 지금으로부터 25년 후인 2050년이 되면 치매 환자 수는 약 300만 명, 치매 유병률은 16%에 이를 것으로 추정되고 있다. 2021년 연간 치매 환자 1인에게 드는 관리 비용이 2,072만 원이라고 하니, 단순 셈을 해도 2050년에는 103조에 이르는 어마어마한 치매 관리 비용이 들 예정이다.

간단한 예를 들면, 현재는 65세 노인 10명 중 1명이 치매 환자인데 2050년에는 10명 중 1.5명이 치매 환자라는 셈이다. 나이가 들수록 유병률은 점점 높아지므로 85~90세가 평균수명인 세대에서는 거의 두 명 중 한 명이 치매일 확률도 오게 될 것이다. 그때가 되면 오히려 치매에 안 걸린 것이 행운이라고 이

구분	2010년	2015년	2020년	2021년	2025년	2030년	2050년
총인구	4701만 명	5062만 명	5178만 명	5182만 명	5191만 명	5193만 명	4775만 명
65세 이상 노인 인구	340만 명	662만 명	813만 명	854만 명	1051만 명	1298만 명	1901만 명
전체 노인 인구 비율	7.2%	13.1%	15.7%	16.5%	20.3%	25.0%	39.8%
치매 노인	47.4만 명	64.8만 명	83.2만 명	87.1만 명	107.7만 명	136만 명	302.3만 명
치매 유병률	8.7%	9.8%	10.3%	10.2%	10.3%	10.5%	15.9%

노인인구 규모 및 치매 유병율 변화

야기할 수도 있다. 이러한 수치는 치매가 단순히 개인의 질병을 넘어 가족과 사회 전체에 미치는 경제적, 심리적 부담이 매우 크다는 사실을 시사한다.

보건복지부에서 발표한 2022년 사망원인 통계에서 2012년 대비 2022년의 사망 증감률을 분석해보면, 우리가 흔히 알고 있는 위암, 대장암, 간암, 폐암 등 주요 암종들의 사망률은 예상외로 크게 변하지 않았다. 암 발생률이 증가하는 추세에 비하면 조기진단 기술의 발달과 치료법의 개선으로 암 생존율이 높아졌기 때문이다. 반면 신경계 질환, 특히 알츠하이머병의 경우는 이 질환에 의해 사망하는 경우가 2012년 대비 247%로 증가하는 어마어마한 증가 속도를 보여준다. 이는 치매가 점차 사회적 문제로 부각되고 있으며, 더 이상 노년기의 자연스러운 과정으로 간과할 수 없는 심각한 질환임을 보여준다.

이러한 알츠하이머병의 급격한 증가는 많은 사람들에게 불안감을 안겨준다. '혹시 나도 치매가 아닐까?' 하는 걱정은 누구나 한 번쯤은 해봤을 것이다. 하지만 모든 기억력 감퇴가 알츠하이머병은 아니다.

우리 몸의 2%(1.5kg~2kg) 정도를 차지하고 있는 뇌는 인지, 감정, 운동, 언어, 기억을 조절하는 핵심 기관이다. 뇌의 대부분을 차지하고 있는 대뇌를 영역별로 기능적 분류를 해 보자. 이마 쪽 앞부분인 전두엽 frontal lobe은 사고력, 판단력, 창의성, 운동 조절을 담당한다. 전두엽의 바로 뒤는 두정엽 parietal lobe이라고 칭하고 공간지각, 정보 처리 등의 기능을 담당한다. 뇌의 뒤쪽은 후두엽 occipital lobe으로 시각중추로 작동하며 눈에서 받아들이는 시각적 자극을 처리한다. 양쪽 귀를 감싸고 있는 측두엽 temporal lobe은 청각 정보를 담당하고 있으며 감각언어 및 기억의 중추인 해마 hippocampus를 포함하고 있다.

나이가 들면서 전신의 노화는 정상인의 경우라도 조금씩이지만 진행하게 된다. 뇌도 예외일 수는 없다. 특히 전두엽일 경우는 가장 앞쪽에 위치한 전전두피질에서는 기억력, 사고력 등의 고등 행동을 관장하며 다른 연합영역으로부터 들어오는 정보를 조정하고 그것에 근거하여 행동을 조절한다. 이러한 전두엽의 소실은 이러한 전두엽의 고유기능이 저하되므로 기억력뿐만이 아니라 상황을 판단하는 능력이 떨어져서 평소와는 다른 판단과 행동을 일으키게 된다.

이렇게 전두엽 기능이 저하되면 감정 조절이 어려워지고 충동적이거나 공격적인 행동을 보일 수 있다. 이것과 연관된 특징적인 질환으로는 전두측두엽 치매Frontotemporal dementia, FTD가 있는데 이것은 전두엽과 측두엽에만 특정 지어 신경세포의 소실과 기능이 저하되는 퇴행성 치매 중의 하나이다. 두정엽의 기능이 저하되면 공간 지각 능력이 떨어져 치매 환자에게서 흔히 나타나는 길을 잃거나 익숙한 장소를 낯설게 느끼는 현상을 겪게 된다.

이처럼 치매는 단순히 기억력을 잃는 것이 아니라 뇌의 광범위한 기능저하를 동반하는 복합적인 질병이다. 치매는 이제 개개인의 문제를 넘어 가족과 사회 전체가 준비해야 할 시대적 도전이 되었다. 과학적 근거를 바탕으로 한 정확한 정보와 실천이야말로 치매를 예방하고 극복하는 첫걸음이 될 것이다.

점점 더 나빠지는 뇌, 치매의 단계별 증상

치매는 점진적으로 진행되는 신경퇴행성 질환으로, 환자의 뇌 구조와 기능이 단계적으로 변화하면서 다양한 증상이 나타난다. 일반적으로 초기 Mild, 중기 Moderate, 말기 Severe 단계로 구분되며, 단계별 증상의 심화 정도와 기능저하가 다르다. 치매의 진행 속도는 개인마다 차이가 있지만, 일반적으로 알츠하이머병(전체 치매의 60~70%)의 경우 증상이 나타난 후 평균 8~12년 이내에 말기에 도달하는 것으로 알려져 있다.

그렇다면 치매를 의심해볼 만한 증상에는 어떤 것들이 있을까? 인지기능을 간단히 문진으로 검사하는 방법의 하나로 잘 알려진 것이 MMSE Mini Mental Status Examination라는 것이 있으며 정상일 때 가장 좋은 점수가 30점이 된다.

초기 치매는 MMSE 점수가 21~26점 사이를 나타낸다. 초기 치매는 마치 안개가 서서히 끼듯이 은밀하게 다가오기 때문에 본인은 물론 주변 사람들도 인지하기 어려울 정도로 미미한 증상으로 시작된다. 혼자서 기억력이 나빠진 것 같다고 느낀다든지, 가스불을 켜놓고 잊어버리는 등이다. 기억력이 감퇴하여 최근에 있었던 일을 잘 기억하지 못하거나, 물건을 잃어버리는 경우가 잦아진다.

또한 언어능력이 저하되어 말을 더듬거나, '그거 있잖아' 하면서 적절한 단어를 찾지 못하는 경우가 발생한다. 판단력 역시 떨어져 평소와는 다르게 잘못된 판단을 하거나, 일상생활에서 어려움을 느끼는 경우가 생긴다. 성격 변화가 나타날 수 있는데, 예민해지거나 우울해지는 등의 감정 기복이 심해질 수 있다.

이러한 주요 증상을 다시 정리해 보면, 기억력 저하short term memory loss로 기억을 저장하고 관리하는 장소인 뇌의 해마 부분의 신경세포 소실이 일어나기 시작한다. 최근 있었던 일이나 약속을 자주 잊어버린다거나 반복적으로 같은 질문을 한다거나 물건을 어디에 두었는지 자주 잊고 찾는 데 어려움을 겪는다. 또한, 언어능력 저하는 언어를 담당하는 측두엽의 기능이 점진적으로 약화되면서 말하는 속도가 느려지고 단어 선택이 어려워진다. 초기 치매에서는 집중력 및 판단력 저하도 나타나기 시작하는데 전두엽의 기능이 저하되면서 집행기능과 작업기억이 손상되기 시작해서 계획을 세우거나 문제를 해결하는 능력이 감소하게 된다. 그리고 감정 기복 및 성격 변화가 관찰되는데 쉽게 짜증을 내거나 우울증 증상이 나타나며 사회 활동을 피하고 혼자 있으려는 경향이 강해진다. 이러한 변화는 전두엽과 변연계의 기능저하로 인해 감정 조절 능력이 떨어지고 세로토닌과 도파민 등의 신경전달물질 불균형이 우울증과 불안 증상을 유발한다.

MMSE 점수가 10~20점 사이인 중기 치매 단계에 접어들면 증상이 더욱 명확해지고, 일상생활에 큰 영향을 미치기 시작한다. 주변에서도 확실히 이상하다는 것을 느낄 수 있게 된다. 언어가 어눌해지고, 시간과 장소도 혼동하고, 판단력이 나빠지고, 계산력이 떨어진다. 장을 보다가 치매를 인지하게 된 경우가 흔하다. 물건값을 치를 때 갑자기 계산이 잘 되지 않아 거스름돈을 그냥 주는 대로 받아오거나, '이거 얼마 주고 샀지?' 하며 난감해하는 경우가 많이 생긴다. 중기에서는 언어능력이 현저히 저하되어 말을 이해하거나 표현하는 데 어려움을 겪으며 간단한 대화조차 어려워질 수 있고, 기억력 손상이 심해져 과거의 기억까지 잊어버리게 된다.

새로운 정보를 학습하는 것도 어려워진다. 일상생활 기능도 저하되어 혼자서 옷을 입거나, 식사를 준비하는 등 기본적인 일상생활을 수행하는 데 어려움을 느끼게 된다. 또한 방향감각상실로 익숙한 곳에서도 길을 잃거나, 집을 찾아오지 못하는 경우가 발생하기도 한다. 성격 변화는 더욱 심화되어 짜증, 불안, 공격적인 행동 등이 나타날 수 있다. 중기 치매를 과학적 근거로 요약하자면, 해마와 측두엽의 심각한 손상으로 인해 기억을 저장하고 회상하는 능력이 더욱 감소하는 기억력 심화 저하 증상이 있고, 언어처리 능력에 중요한 측두엽의 언어 중추의 연결이 점차 약화되면서 언어 장애가 심화된다.

또한, 이 시기부터는 자주 길을 잃어버리게 되는데 두정엽의 기능이 손상되어 공간 지각 능력과 방향감각이 저하되면 위치 정보를 처리하는 공간 인지 능력이 현저히 떨어지게 된다. 마지막으로 변연계의 손상과 신경전달물질 불균형으로 인해 감정 조절이 어려워지고 환각 및 망상 증상이 나타날 가능성이 증가한다.

MMSE 점수가 0~9점이 되면, 말기 치매 단계에 접어든다. 이 단계에서는 신체적 기능저하와 전반적인 의사소통 불능 상태가 나타나며, 환자는 완전한 도움 없이는 생활할 수 없는 상태가 된다. 완전한 기억 상실로 가족을 인식하지 못할 뿐만이 아니라 과거의 기억조차 대부분 사라진다. 이러한 현상은 대뇌

피질 전반의 위축이 진행되면서 장기 기억을 담당하는 측두엽과 해마까지 기능을 완전히 상실한다.

또한, 언어 및 의사소통 불능의 상태가 되는데 언어처리 네트워크가 손상되어 언어 생성 기능이 완전히 상실된다. 운동을 조절하는 소뇌와 대뇌 피질의 신경세포가 퇴행하면서 운동능력 및 자율신경 기능이 저하되는데 걷기, 삼키기, 씹기 등의 기본적인 신체 기능이 저하될 뿐 아니라 대소변 조절이 불가능해지고, 대부분의 시간을 침대에서 보내게 된다.

이렇듯 치매는 단순한 기억력 저하가 아니라 뇌의 여러 기능이 점진적으로 저하되는 퇴행성 신경질환이다. 치매 단계는 초기, 중기, 말기로 나누지만 자연스럽게 점점 나빠지는 길로 가고 있기 때문에 초기에 빨리 인지해서 예방과 진단 및 치료에 들어가야 하는 질병이다. 조기 발견과 적절한 관리를 통해 질병 진행 속도를 늦추고 삶의 질을 향상시킬 수 있다.

치매 환자에게 가장 무서운 전염병, 고립

코로나19 팬데믹은 전 세계적으로 건강과 사회 시스템에 엄청난 변화를 불러왔다. 특히 고령층에게는 더욱 큰 영향을 미쳤으며 그중에서도 치매 환자들에게는 치명적인 결과를 초래했다.

코로나19의 가장 큰 특징 중 하나가 격리였는데, 감염 확산을 막기 위해 사회적 거리 두기, 자가격리, 시설 입소 제한 등 다양한 격리 조치가 시행되었다. 특히 고령층과 만성질환자는 감염에 취약하다는 이유로 더욱 강력한 격리 조치가 시행되었다. 노인정도 닫고, 요양 시설 면회도 금지되었고, 치매안심센터 운영도 중단되었다. 고령층이 점점 사회적 교류가 줄어들면서, 치매 환자들의 인지기능 저하를 가속화시키는 결과가 초래됐다.

사회적 교류의 감소는 치매 환자의 인지기능 저하를 가속화시키는 여러 요인을 악화시킨다. 먼저, 대화와 정신적 자극 활동의 감소로 인지적 자극이 줄어들어 뇌기능 저하가 빨라질 수 있다. 사회적 교류의 감소는 사회적 고립으로 이어지고, 이는 우울증, 불안, 스트레스 등 정서적 문제를 악화시켜 인지기능에 부정적 영향을 미친다. 사회적 고립은 학습과 사고에 관련된 뇌 영역의 부피 감소와 연관이 있어 치매 관련 뇌 구조 변화를 가속하기도 한다.

그뿐만 아니라 치매 환자들의 의료 서비스 접근성도 현저하게 낮아졌다. 코로나19로 인해 치매안심센터 운영이 위축되면서 치매 조기 검진율이 크게 감소하였다. 예를 들어, 2019년에는 약 195만 명이 선별검사를 받았으나, 2022년에는 약 101만 명으로 감소하여 코로나19 이전 대비 51.8% 수준에 그쳤다.[1]

코로나19가 치매와 직접적으로 상관이 없는 질병이라고 생각할지 모르겠지만, 사회적 고립과 의료 서비스 접근성 저하 등 부정적인 영향이 복합적으로 적용해 치매에 치명적인 영향을 미쳤다. 앞으로 팬데믹 상황에서도 치매 환자들이 안정적인 의료 서비스를 받고, 사회적 활동을 지속할 수 있도록 다양한 지원 체계를 구축할 필요가 있다.

코로나19가 감염률이 높아지면서 전 세계적으로 코로나 백신에 대한 수요가 급증하고 사망 위험이 큰 고위험군인 노인들에게 우선적으로 코로나 백신을 공급하였다. 2024년 코로나19의 팬데믹 상황이 잦아든 이후에 발표된 논문에 의하면 코로나19 백신 접종이 알츠하이머병의 발생 위험을 높이는 연관성이 관찰됐다고 밝혔다.[2]

연구를 진행한 노지훈 교수 연구팀이 밝힌 바에 따르면, 코로나19 백신인 mRNA 백신의 강력한 면역 반응이 알츠하이머를 유발하는 독성물질이 응집되도록 하거나 백신의 지질 나노입자가 염증 반응을 일으켜 알츠하이머 발병을 가속할 가능성이 있다. 알츠하이머를 유발하는 독성물질에 관해서는 뒤에서 더욱 자세히 다룰 것이다. 이러한 연구 결과들이 TV 뉴스를 통해 보도되면서 코로나 백신에 대한 경각심을 높이기도 했다.

이처럼 코로나19 팬데믹으로 인해 치매 환자들의 의료 서비스 공백이 발생하였으나, 이를 복구하기 위한 다양한 노력이 현재 진행 중이다. 팬데믹 동안 치매안심센터의 대면 서비스가 제한되면서, 비대면 프로그램의 개발과 운영이 활발히 이루어졌다. 예를 들어 중앙치매센터는 유튜브나 메신저 단체 채팅방을 통해 치매 예방 동영상과 인지 강화 프로그램을 제공하여 치매 환자와 가족들이 가정에서도 지속적으로 관리할 수 있도록 지원했다.

치매극복연구개발사업단에서도 치매 예방을 위한 예방 프로그램을 비대면으로 개발하여 보급할 수 있도록 지원한 바가 있다. 현재 치매안심센터의 운영이 정상화되면서 조기 검진프로그램은 물론 치매 예방 및 인지 강화 프로그램이 이전의 체계로 재개되어 운영되고 있고 치매 환자 가족 지원프로그램 또한 재개되고 있다. 이를 통해 치매의 조기 발견과 치료를 촉진하여 환자와 가족들 삶의 질 향상을 위한 다양한 방안들이 추진되고 있다.

치매에 대해
잘못 알고 있는 것들

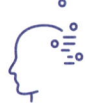

첫 번째 오해

: 건망증 vs. 치매

나이가 들면서 자꾸 깜빡깜빡하는 경험은 누구에게나 있을 수 있다. 이를 일반적으로 건망증이라고 부르며, 이는 뇌기능의 자연스러운 노화 과정의 일부로 볼 수 있다. 건망증은 어떤 사건이 있을 때 그 사건 전체를 잊어버리는 것은 아니고, 그중 일부를 기억하지 못하는 경우가 많다. 예를 들어, 어제저녁에 무엇을 먹었는지 기억이 나지 않거나, 열쇠를 어디에 두었는지 잠시 잊어버리는 경우가 이에 해당한다. 하지만 옆 사람이 "어제저녁에 어디 식당에 갔었잖아"라고 얘기하면 그 기억이 다시 떠오르기도 한다. 이러한 건망증은 일상생활에 큰 영향을 미치지 않으며, 자기 인식이 유지되기 때문에 보완 전략(메모 작성, 일정 관리 등)을 활용할 수 있다.

반면, 알츠하이머병과 같은 치매는 단순한 기억력 감퇴를 넘어, 뇌의 병리적 변화로 인해 전반적인 인지기능 저하를 초래한다. 즉, 기억력뿐만이 아니라 언어능력, 판단력, 공간 지각 능력 등 다양한 인지기능이 손상되면, 결국 일상생활 수행이 어려워진다. 치매 환자는 예를 들어, 가족이 '어제저녁에 외식했잖아'라고 해도 그 사건 자체를 잊어버렸기 때문에 기억하지 못한다. 과거의 기억이나 친숙한 사람의 얼굴까지도 잊어버리는 경우가 많다.

건망증과 알츠하이머병을 구분하는 가장 큰 차이점은 일상생활에 미치는 영향의 정도, 잊어버리는 기억의 범위, 자신의 상태를 인지하는 능력이다. 기억력 저하의 정도에 따라 건망증은 일상생활에 큰 지장을 주지 않는 반면, 알츠하이머병은 일상생활에 심각한 어려움을 초래한다. 기억의 내용과 범위도 다르다. 건망증은 특정 사건의 일부분을 잊어버리는 경우가 많지만, 알츠하이머병은 과거의 기억이나 친숙한 사람의 얼굴까지도 잊어버린다. 자기 인식에도 차이를 보인다. 건망증이 있는 사람은 자신이 자주 잊어버린다는 사실을 인지하고, 이를 보완하기 위해 노력하는 경우가 많다. 반면, 알츠하이머병 환자는 자신이 기억력이 저하되었다는 사실을 인지하지 못하거나, 인지하더라도 이를 받아들이지 못하는 경우가 많다.

건망증은 자기가 자꾸 잊어버린다는 것을 알기 때문에 예방 차원에서 여기저기 메모를 해둔다거나 스케줄표를 쓰면서 대비하지만, 치매는 기억 장애가 심해지면 판단력도 저하되기 때문에 미리 대비하지 못한다. 건망증은 노화의 자연스러운 과정이지만, 알츠하이머병은 뇌 질환이다. 대부분의 사람들이 경험하는 기억력 감퇴는 건망증일 가능성이 높다. 하지만 만약 일상생활에 지장을 줄 정도로 기억력이 저하된다면, 전문가와 상담하여 정확한 진단을 받아야 한다.

그렇다면 건망증과 치매 감별을 위해 어떤 검사를 어느 과에 가서 받아야 할까? 신경과 혹은 정신과에 가서 검사를 진행하시면 되는데 대표적으로 받는 검사로는 신경인지 검사인 MMSE나 MoCA(몬트리올 인지평가) 등이 있다. 이를 통해 기억력, 주의력, 언어능력 등을 평가한다. 뇌의 구조적 이상(뇌 위축 등)이 있는지를 MRI 및 CT 혹은 양전자 단층 촬영Positron Emission

Tomography, PET를 통하여 확인한 후 알츠하이머성 치매인지 다른 신경퇴행성 질환이 있는지 아니면, 정상적인 노화 과정인지를 감별하게 된다. 병원에 간다면 혈액검사를 통상 진행하게 되는데 이것은 갑상샘 저하, 비타민 B12 결핍, 간질환, 당뇨 등의 원인으로도 기억력이 저하될 수 있으므로 이를 감별하기 위해서 시행하는 것이다.

간혹, 우울증이나 불안장애로 인해 기억력이 감퇴하는 경우가 있기 때문에 이런 가성치매Pseudodementia의 경우에는 신경 퇴행성 치매와는 다른 접근 방법이 필요하다. 스트레스, 불안, 수면장애 등 심리적 요인이 기억력 저하에 미치는 영향 등을 평가해보면 신경 퇴행성 치매와 구분이 가능하다.

이런 검사 후에, 혹은 본인이나 가족의 판단으로 단순한 건망증이고 생각이 든다면 적극적인 생활 습관 개선(충분한 수면, 규칙적인 운동, 건강한 식단)으로 건망증 증상을 호전시킬 수 있다. 하지만 기억력 저하가 점점 심해지거나 일상생활에 영향을 준다면 신경과, 또는 정신과 진료를 받아 정확한 평가를 받아야 한다. 특히 50세 이상에서 기억력 저하가 진행되거나, 가족력이 있는 경우 조기에 진단을 받아본다.

요약하자면 건망증도 신경과와 정신과에서 진단받을 수 있으며, 신경학적 원인과 심리적 원인을 모두 평가한 후 적정한 치료법을 결정하는 것이 중요하다 할 수 있다.

두 번째 오해
: 치매는 유전이다?

치매가 유전이라는 이야기를 하는 경우가 많다. 알츠하이머성 치매 중에 유전성 알츠하이머병은 전체 환자의 1% 내외뿐이다. APP, PS1, PS2라는 특정 유전인자에 돌연변이가 일어났을 때는 아주 젊은 나이에 알츠하이머병이 발병하게 된다. 발병을 하지 않았더라도 가족 중에 이런 유전자 변이를 가지고 있다면 100% 발병을 하기 때문에 이런 잠재적 원인 유전인자를 가진 사람들은 증상이 없더라도 미리미리 예방과 조기 치료를 해야 한다. 한국에도 이미 병원에 등록된 가계만도 16 가계에 이르고 있으며 조기 발병 가족력이 있다면 반드시 인근 대학병원에 가서 유전자 검사를 받아봐야 한다.

하지만 95% 이상의 알츠하이머성 치매의 경우는 유전성이라고 보기는 어렵고 대부분은 여러 환경적, 생활 습관적 요인과 복합적으로 작용하여 발병한다. 이러한 산발성 알츠하이머병에서도 일부 유전적 요인이 위험인자risk factor로 작용할 수 있지만 발병을 직접적으로 결정하지는 않는다.

다만, 아포지단백 E$_{\text{Apolipoprotein E, APOE}}$는 콜레스테롤 대사 및 신경세포 재생과정에 관여하며 특정 유전형에 따라 알츠하이머병의 발병 위험이 달라진다. 유전형 중에 ε4 유전형을 가진 경우는 알츠하이머병에 걸릴 확률이 급격히 올라가므로 APOE ε4는 강력한 위험인자이다. APOE ε4를 두 개 가진 경우는 85세 이상 알츠하이머병에 걸릴 확률이 50% 이상으로 높아지면서 그때는 위험인자라고 부르기 무색할 정도로 원인 유전인자에 가깝다고 생각하고 있다.

현재는 치매 검사를 받는 대부분은 APOE의 유전형 검사도 함께 받고 있으므로 만일 본인의 APOE 유전형에 ε4가 있다면 아는 즉시부터 조기 예방(식습관 개선, 운동, 두뇌 활동, 혈관 건강 관리 등)에 최선을 다해야 할 것이다.

APOE ε4 이외에도 위험인자로 알려진 유전자들이 80여 개에 이르고 있다. 각각이 생리학적으로 다른 역할을 하면서 치매의 발병에 직간접적으로 영향을 미치게 하고 있다. 이들은 신경 염증, 면역 반응, 시냅스 기능 조절, 혈관 건강, 대사 과정 등에 영향을 미치며, 치매 발병 위험을 높이거나 낮출 수 있다. 이것 이외에도 알츠하이머병의 발병을 지연시켜주는 보호 유전자들도 있다. APOE ε2나 APOE christchurch 돌연변이 등이 그러한 경우다. APOE christchurch 돌연변이는 희귀 변이로, 아밀로이드 베타 축적을 억제하여 신경세포 보호 효과를 가진다. 결론적으로 치매가 유전이라고 단정 지어 이야기할 수 있는 것은 앞에 서술한 3개(APP, PS1, PS2)의 유전자의 돌연변이가 있는 조기 발병의 경우이고(전체 환자의 1% 내외) 대부분의 경우는 치매가 유전이라는 등식은 해당되지 않는다. 하지만 다양한 유전자 아형들이 존재하며 각각의 유전자 아형들의 조합이 치매에 직간접적인 발병에 영향을 미칠 수 있으므로 유전인자를 아주 배제할 수는 없다.

세 번째 오해
: 나이 들면 뇌가 작아진다

노화가 치매의 가장 큰 위험 요소이기는 하지만 나이가 든다고 다 치매에 걸리는 것은 아니다. 100세가 넘은 김형석 교수님의 경우를 보아도 나이와 상관없이 아주 생생한 기억력과 판단 능력, 언어능력을 보유하고 계시다. 정상적인 노화 과정에서 60세부터 매년 0.5~1% 정도의 뇌 부피 감소가 일어난다. 특히 전두엽과 해마의 미세한 위축이 관찰되며, 기억력, 주의력, 실행기는 등이 점진적으로 감소할 수 있다. 하지만 이러한 변화는 비교적 서서히 진행되며, 일상적인 인지기능을 유지할 수 있는 수준에서 발생한다.

하지만, 치매는 단순한 노화와는 본질적으로 다르며, 특정 신경세포가 병리적인 변화를 거쳐 급격하게 소실되는 과정이다. 치매 유형에 따라 위축이 발생하는 부위가 다르며, 이는 신경퇴행성 질환의 핵심적인 병리 기전을 반영한다. 예를 들면 알츠하이머병 환자의 경우는 해마 부위가 정상 노화보다 3~5배 빠른 속도로 위축되고 나중에는 해마가 거의 소실되는 양상을 보인다. 전두측두엽 치매의 경우는 전두엽과 측두엽이 집중적으로 위축되며 성격 변화, 감정 조절 장애. 충동 조절 저하, 언어 문제 등의 증상이 주로 나타난다, 전형적인 알츠하이머병과 달리, 초기에는 기억력 저하가 두드러지지 않을 수도 있으며, 사회적 행동 변화가 먼저 나타난다. 파킨슨병 치매의 경우는 뇌의 중뇌 중에서고 흑질에 위치한 도파민을 분비하는 신경세포가 소실되는 것이 주요 원인이다. 도파민 신경세포가 소실되면서 운동 기능 저하뿐만이 아니라, 인지기능 저하, 환각, 주의력 저하 등이 나타난다.

이렇듯 치매에서 나타나는 뇌 위축은 단순한 노화에 의한 균일한 부피 감소가 아니라, 질환의 병리 기전에 따라 특정 부위가 선택적으로 빠르게 손상되는 것이 특징이다. 따라서, 치매가 노화로 인해 뇌가 작아지기 때문이라는 명제는 성립하지 않는다.

네 번째 오해
: 인지 능력 저하, 뇌에 켜진 빨간불?

나이가 들어서 노화가 진행됨에 따라 뇌의 부피 감소와 신경 회로의 변화가 점진적으로 일어나며, 인지기능이 이전보다 느려지는 현상이 나타난다. 뇌 전체 부피는 60세 이후 매년 약 0.5~1% 감소하며, 해마, 전두엽, 측두엽에서 가장 큰 영향을 받는다. 해마의 위축으로 인해 새로운 정보를 기억하는 능력이 다소 감소하지만, 이미 저장된 지 오래된 기억에는 큰 영향을 미치지 않는다. 전두엽의 위축으로 인해 멀티태스킹이 어려워지고, 정보 처리 속도가 느려질 수 있지만 이러한 변화들은 자연스러운 노화의 일부이며, 인지기능이 전반적으로 저하되더라도 일상생활에 큰 지장을 주지 않는 것이 특징이다.

하지만, 치매의 경우는 특정 뇌 부위에서 병리적인 손상이 급격하게 발생하며 기능저하가 진행된다. 특히, 알츠하이머병의 경우 해마에서 신경세포가 빠르게 소실되면서 기억을 형성하는 능력이 심각하게 저하된다. 즉, 치매의 인지 저하는 단순한 속도 저하가 아니라 특정 기능이 손실되는 것이 특징이며, 주변 사람들이 알아차릴 정도로 극명한 변화를 동반한다.

다섯 번째 오해
: 모든 치매는 악화된다

많은 사람이 치매를 시간이 지날수록 지속적으로 악화되는 진행성 질환으로 생각하지만 모든 유형의 치매가 같은 속도로 악화되는 것은 아니다. 치매의 진행 속도는 개인별 차이가 있으며, 어떤 경우에는 증상이 오랜 기간 안정적으로 유지되거나, 특정 요인에 의해 진행 속도가 느려질 수 있다.

대표적으로 인지예비능cognitive reserve이 치매의 진행 속도를 결정짓는 데 큰 역할을 한다. 인지예비능이란 뇌가 손상을 입었을 때 이를 보완하고 대체할 수 있는 능력을 의미한다. 즉, 치매의 원인 병리가 동일하더라도 인지예비능이 높은 사람은 증상이 천천히 진행되거나 늦게 나타날 수 있다. 그렇다면, 인지예비능이 높은 사람들은 어떤 유형이 있을까? 교육 수준이 높거나 지속적으로 학습을 이어온 사람, 직업적으로 복잡한 문제 해결을 자주 수행하는 사람, 다국어를 사용하는 사람, 적극적으로 사회 활동 및 두뇌 활동(독서, 악기 연구, 퍼즐 풀기 등)을 하는 사람의 경우이다.

반대로 인지예비능이 낮은 사람들의 경우에는 뇌손상을 입었을 때 이를 보완할 신경 회로가 부족하거나 같은 정도의 병리가 있더라도 치매 증상이 더 빠르게 나타날 수 있다. 비슷한 정도의 의학적인 뇌 병변이 일어난 두 명의 경우를 예로 들어보자. 한 명은 그 상태에서 빠른 속도로 증상이 악화되고 있지만 다른 한 명은 병변은 있지만 거의 증상이 진행되지 않는 경우도 종종 발생한다. 이런 경우는 각자가 가지고 있는 인지예비능의 차이라고 얘기할 수 있다.

인지예비능이 높은 분들은 평생을 살아오면서 필요한 정보들을 습득하여 뇌의 어디엔가 저장해 두고 있는데 필요시에 적절히 이러한 필요 정보들을 꺼내어 연결시키는 작업을 활발하게 수행한다. 반면 이런 능력이 떨어진다면 치매의 가장 큰 부분인 인지와 학습 능력이 떨어지는 것이 가속화되어 보일 것이다.

또 다른 치매의 진행 속도에 영향을 미치는 것으로 중요한 것은 생활 습관과 환경적 요인을 들 수 있다. 건강한 식습관과 유산소 및 근력운동과 같은 신체 활동은 신경성장인자의 생성을 촉진하여 신경세포 보호 효과를 가지게 한다. 따라서, 치매는 반드시 시간이 지나면서 악화되는 것이 아니라, 개인별 차이와 환경적 요인에 따라 진행 속도가 다르게 나타날 수 있기 때문에 조기진단과 적극적인 생활 습관 관리가 치매 예방 및 진행 속도 조절에 중요한 역할을 한다.

같은 증상, 다른 결말: 치매의 다양한 원인

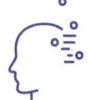

**뇌를 공격하는
숨겨진 범인들**

우리가 흔히 '치매'라고 부르는 질환은 사실 하나의 증상을 가리키는 포괄적인 용어이다. 마치 '감기'라는 말이 코감기, 목감기, 리노 바이러스 감염, 인플루엔자 바이러스 감염 등의 다양한 질병을 통칭하듯이, 치매 역시 다양한 원인에 의해 발생하는 기억력 저하, 언어능력 감퇴, 판단력 저하 등의 증상을 총칭하는 말이다.

우리가 병원에 가서 "머리가 아파요"라고 하면, 의사는 단순히

'두통이 있다'라는 증상만 듣고 진단을 내리지 않는다. 어떻게 아픈가요? 언제부터 아팠나요? 얼마나 아픈가요? 열이 있나요? 등 다양한 질문을 통해 두통의 원인이 되는 질병을 찾아내려고 노력한다. 치매도 마찬가지이다. 기억력 감퇴, 언어능력 저하 등의 증상을 호소하는 환자에게 의사는 다양한 검사를 통해 어떤 질병으로 인해 이러한 증상이 나타났는지 정확한 진단을 내린다.

치매 역시 다양한 원인에 의해 발생하는 신경퇴행성 질환으로, 다양한 인지기능 장애를 유발한다. 치매는 단일 질환이 아니라 다양한 질병군을 총칭하는 용어이다. 치매를 유발하는 질병은 매우 다양하다. 가장 흔한 원인은 알츠하이머병으로, 전체 치매 환자의 약 70% 정도를 차지한다. 알츠하이머병 외에도 두 번째로는 혈관성 치매가 약 17%, 그다음으로는 전두측두엽 치매, 루이소체/파킨슨병 치매, 알코올성 치매 등 다양한 종류의 치매가 있다. 각각의 치매는 발생 원인, 진행 속도, 증상 등이 다르기 때문에 정확한 진단을 통해 적절한 치료를 받아야 한다.

뇌에 쌓이는 쓰레기, 알츠하이머병의 원인

알츠하이머병은 치매의 가장 흔한 원인으로, 전체 치매 환자의 약 70%를 차지한다. 뇌세포 내의 아밀로이드 베타 단백질과 타우 단백질이 비정상적으로 축적되어 신경세포를 손상시키면서 발생한다. 초기에는 기억력 감퇴가 주된 증상으로 나타나며, 점차 언어능력 저하, 판단력 저하, 성격 변화 등이 나타난다. 서서히 진행되며, 약물 치료를 통해 증상 악화 속도를 늦출 수 있다. 뇌 MRI 검사를 통해 뇌 위축, 특히 해마 부위의 위축이 관찰된다.

서서히 발병해서 기억력을 포함한 인지기능이 점진적으로 약화하기 때문에 초기에 발견하기가 어렵다. 진행 과정에서는 인지기능 저하뿐 아니라 성격 변화, 초조 행동, 우울증, 망상, 환각, 공격성, 수면장애 등 다양한 정신 행동 증상이 흔하게 동반되어 치매라고 생각하지 못하고 정신과를 찾아가는 분들도 많다. 질병이 진행됨에 따라 나빠지며, 말기에 이르면 근육의 경직이 일어나고 보행에도 이상이 생긴다. 잘 걷지 못하고, 요실금, 감염, 욕창 등 신체적으로 다양한 합병증까지 나타나게 된다.

다음 환자 사례를 같이 살펴보자. 72세 여성 김 씨는 최근 몇 달간 같은 질문을 반복하는 일이 잦아졌고, 물건을 둔 장소를 기억하지 못하는 일이 많아졌다. 예전에는 요리를 즐겨 했지만, 레시피를 보면서도 요리를 제대로 따라 하지 못하는 모습을 보였다. 처음에는 단순한 건망증이라고 생각했지만, 가족들이 한 달 전의 일도 기억하지 못하고 같은 이야기를 반복하는 모습을 보고 병원을 찾았다. MRI 검사 결과, 해마 부위의 위축이 관찰되었고, 신경심리검사에서 기억력, 언어 기능, 판단력이 저하된 것이 확인되었다. 결국 김 씨는 알츠하이머병 진단을 받게 되었다.

알츠하이머병은 뇌 내에 비정상적으로 축적되는 아밀로이드 베타와 타우 단백질로 신경세포가 손상되면서 서서히 진행되는 퇴행성 뇌 질환이다. 초기에는 최근 일에 대한 기억력이 감퇴하고 단어 선택에 어려움을 느끼는 등 언어 표현 능력이 저하되는 증상이 두드러진다. 병이 중기로 접어들면 시간과 장소를 혼동하는 방향감각상실, 상황을 이해하고 결정하는 판단력 저하, 그리고 평소와 다른 성격 변화가 나타날 수 있다. 말기에 이르면 신체적인 기능까지 영향을 받아 보행에 어려움을 겪거나 요실금이 발생하며, 근육이 뻣뻣해지는 경직 증상이 나타나기도 한다.

뇌졸중만큼 무서운 혈관성 치매

혈관성 치매는 뇌혈관 질환, 즉 뇌졸중이나 뇌경색 등으로 인해 뇌에 혈액 공급이 부족해지면서 발생하는 치매이다. 뇌손상 부위에 따라 다양한 증상이 나타날 수 있으며, 알츠하이머병에 비해 인지기능 저하 외에도 팔다리 마비, 언어 장애 등의 신경학적 증상이 동반되는 경우가 많다. 허혈성 혈관성 치매(뇌혈관이 막혀서 발생)와 출혈성 혈관성 치매(뇌혈관이 터져서 발생)로 나눌 수 있다. 뇌 MRI 검사를 통해 뇌경색이나 뇌출혈 병변을 확인할 수 있다. 고혈압, 당뇨병 등 기저 질환 관리와 혈압 조절을 통해 치매 진행을 늦출 수 있다.

알츠하이머병에 이어 두 번째로 흔한 치매의 원인으로, 혈관성 치매는 크게 두 가지로 나눌 수 있다. 뇌혈관이 좁아지거나 막혀서 나타나는 허혈성 혈관성 치매는 혈전이나 동맥경화에 의해서 혈관이 뇌혈관이 좁아져 혈액이 공급이 잘 되지 않으면 주변의 세포들이 막 죽어가게 된다. 출혈성 혈관성 치매는 뇌혈관이 약해져서 터지고, 그 주변에 혈전이라는 끈끈한 혈액 찌꺼기들이 쌓이면서 주변 신경세포를 비롯한 뇌세포를 죽이게 된다. 뇌혈관과 직접적으로 연관이 있어 뇌 영상 검사상 소견이 보이면 혈관성 치매로도 진단되고 바로 치료에 들어가야 한다. 건강검진 시 고지혈증, 당뇨, 고혈압 등의 증상을 치료하면 상당 부분 증상이 완화되므로, 미리 건강검진을 할 때 이런 지표들을 잘 살펴보아야 한다.

이러한 혈관성 치매는 갑작스러운 증상 발현이 특징이며 운동 마비, 언어 장애 등 신경학적 증상이 동반될 가능성이 높다. 평소 고혈압과 당뇨를 앓고 있는 67세 남성 이 씨의 사례를 보자. 그는 어느 날 갑자기 오른손을 제대로 움직이지 못하고 말이 어눌해지는 증상이 나타났지만, 곧 회복되었다. 하지만 이후 점점 기억력이 저하되고, 말할 때 단어를 찾지 못하는 경우가 많아졌다. MRI 검사 결과, 과거에 여러 차례 작은 뇌경색이 있었던 것이 확인되었다. 이후 이 씨는 혈관성 치매 진단을 받게 되었다.

만성 음주는
당신의 뇌를 파괴한다

만성적인 과음이 뇌세포를 손상시켜 치매를 유발할 수 있다. 알코올성 치매는 기억력 감퇴, 집중력 저하, 판단력 저하 등의 인지기능 장애 외에도 근육 경련, 시각 장애 등의 신체적인 문제를 동반할 수 있다. 알코올이 뇌세포를 직접 손상시키고, 비타민 결핍 등을 유발하여 뇌기능을 저하시킨다. 뇌 MRI 검사를 통해 뇌 위축, 뇌실 확장 등을 확인할 수 있다 금주를 통해 증상 악화를 막고, 비타민 보충 등의 치료를 병행한다.

"나 어제 필름 끊겼어." 친구들끼리 이런 얘기를 나눈 기억이 한두 번쯤은 있을 것이다. 그러나 이런 일이 반복적으로 이루어지게 되면 알코올 과다 섭취로 인해 우리 뇌에 반복적인 손상이 발생하며 뇌세포를 죽이게 된다. 알코올 때문에 처음으로 필름이 끊겼다고 하면 몸 안에서 알코올 성분이 다 나가면서 다시 정상으로 돌아올 수 있다. 따라서 초기에는 음주 습관을 교정하고 과다한 음주를 멀리하면 예방이 가능하다. 알코올은 단기적으로는 사고 과정을 매개하는 신경전달물질을 교란시키고 신경염증을 초래하는데, 한 번 정도면 다시 회복할 수 있다. 하지만 장기적이고 반복적으로 과다 노출되면 신경세포의 사멸과 뇌 위축을 초래해서 결국 뇌 인지기능 저하가 나타난다.

예를 들어, 58세 남성 최 씨는 20년간 매일 술을 마셔왔다. 그는 최근 기억력이 급격히 저하되고, 균형을 잡기가 어려워졌다. MRI 검사에서 전반적인 뇌 위축과 함께, 특히 소뇌와 해마 부위의 손상이 심각했다. 그 결과 최 씨는 알코올성 치매 진단을 받게 되었고, 금주 치료와 함께 비타민 B1 처방을 받게 되었다.

갑자기 성격이 변했다면?
전두측두엽 치매

유전적 요인에 의해 발생하는 희귀한 치매도 있다. 전두측두엽 치매는 전두엽과 측두엽의 신경세포가 점진적으로 퇴행하면서 발생하는 신경퇴행성 질환이다. 환자의 50% 정도가 단백질이 원래 성질을 잃어버리는 단백질 변성으로 인해 신경세포의 기능저하 증상을 보인다. 나머지 40% 정도의 환자에게서는 반대로 단백질의 비정상적인 축적이 일어나게 되는데, 신경세포의 골격이 붕괴되고 결국 신경세포가 사멸하게 된다. 전체 환자의 약 30~40% 정도가 가족력이 있으며 유전자 변이가 가장 흔한 유전적 원인으로, 신경세포 내 RNA 축적과 독성 단백질의 생산을 유도하여 신경세포 사멸을 촉진하게 된다.

또한, 염증성 사이토카인(면역 단백질의 일종) 증가, 뇌와 척수에 존재하는 면역세포인 미세아교세포 microglia의 과활성화 등이 전측두엽과 측두엽의 신경 퇴행을 가속한다. 산화스트레스, 미토콘드리아 기능 장애 및 세포 내 칼슘 항상성 이상도 신경세포 사멸을 촉진한다.

나타나는 증상으로는 전두엽 기능저하로 인해 인격과 사회적 행동이 변화하는 행동 변화형 전두측두엽 치매와 측두엽 손상으로 인해 언어능력이 점진적으로 저하되는 언어변화형 전두측두엽 치매가 있다. 초기에는 우울증이나 성격 변화로 오인될 수 있어 조기진단이 중요하다. 행동 변화형 전두측두엽 치매의 경우는 부적절한 언행, 감정 조절 장애, 충동적인 행동 증가, 공감 능력 감소 등 주변 사람들에게 상당한 불편함과 위협으로까지 인식될 수 있는 심각한 질환으로서, 현재까지 질병 진행을 완전히 막는 치료법은 없지만 유전자치료, 단백질 응집 억제제 등 신경보호 전략이 연구 중이다.

실제로 전두측두엽 치매 환자의 경우 최근 몇 년간 성격이 크게 변하기도 한다. 60세 남성 박 씨는 예전에는 온화한 성격이었지만, 갑자기 불같이 화를 내거나, 부적절한 농담을 하며 사회적 규범을 무시하는 행동을 보였다. 또한, 같은 말을 계속하는 등 반복적인 행동과 과식, 폭식을 비롯한 충동적인 식사 습관을 보이며, 언어 표현 능력도 점점 저하되었다. MRI 검사에서 전두엽과 측두엽의 심한 위축이 발견되었고, 독성 단백질 축적에 의한 전두측두엽 치매가 원인으로 밝혀졌다.

루이소체 치매,
비정상적 단백질이 만드는 질환

루이소체 치매는 뇌에 비정상적인 단백질 응집체인 루이소체Lewy bodies가 축적되면서 발생하는 신경퇴행성 질환이다. 루이소체는 신경세포 내부에 발달하는 비정상적인 단백질의 응집

체다. 루이소체 치매의 경우, 루이소체가 도파민 시스템의 손상을 일으켜 떨림, 근육의 경직, 미세한 움직임 둔화 등 파킨슨병과 유사한 운동 증상이 나타나며, 신경전달물질인 아세틸콜린의 감소로 인한 인지기능 저하가 일어나는 등의 증상을 보인다.

유전자 변이가 루이소체 치매의 발병 위험을 증가시킨다고 보고되었고, 신경 염증과 에너지 대사 이상도 이러한 신경세포 손상을 가속화하여 발병 요인으로 작용하기도 한다. 현재까지 완치 방법은 없지만 증상 완화를 위한 약물 치료 및 생활 습관 개선이 치료 전략으로 활용된다.

다음 환자 사례를 보자. 75세 여성 정 씨는 몇 달 전부터 시각 환각을 경험하기 시작했다. 예를 들어, 방에 없는 사람이 서 있다고 말하거나, 그림자가 움직이는 것처럼 보이는 환각 증상을 보였다. 또한 몸이 뻣뻣해지고, 움직임이 둔해지는 등 파킨슨병과 유사한 증상도 함께 나타났다. MRI 검사 결과, 루이소체가 신경세포 내에 축적되어 있음이 확인되었다.

늦기 전에 뇌 건강을 되찾을 마지막 기회

치매의 여러 원인 중 가장 흔한 질병은 알츠하이머성 치매,

혈관성 치매, 알코올성 치매다. 알츠하이머성 치매는 한번 나빠지기 시작하면 계속 나빠지는 방향으로 가는 비가역적인 치매지만 혈관성 치매나 알코올성 치매는 원인을 빨리 알고 그 원인을 제거하면 다시 좋아질 수 있다. 건강검진 시 고혈압, 당뇨, 비만, 고지혈증 등의 질병 유무나 뇌손상의 증거가 나타나면 즉시 치료와 관리가 필요하다. 과도한 음주 때문에 발생하는 알코올성 치매도 뇌손상을 쉽게 생각해선 안 되고, 반복적인 음주를 삼가야 한다.

인지기능이 저하되고, 기억력 상실, 언어장애, 성격 변화 등 겉으로 나타나는 증상은 거의 비슷하기 때문에 병원에 가서 정확한 진단을 받는다. 치매는 다양한 원인에 의해 발생하기 때문에 조기 발견과 적절한 치료가 중요하다. 특히 혈관성 치매와 알코올성 치매는 생활 습관 개선을 통해 예방하거나 진행 속도를 늦출 수 있다. 치매 예방을 위해 건강한 생활 습관을 유지하고, 정기적인 건강검진을 통해 건강을 관리해야 한다.

치매의 70%를 차지하는
알츠하이머병

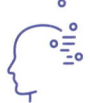

알츠하이머병, 낯설고도 친근한 이름

알츠하이머병은 1906년 독일의 정신과 의사이자 신경과학자인 알로이스 알츠하이머Alois Alzheimer 박사가 처음으로 보고한 퇴행성 뇌 질환이다. 알츠하이머 박사는 51세 여성 환자인 아우구스테 데터의 사례를 발표하면서 질병이 처음 공식적으로 알려졌다. 환자는 기억력 저하, 방향감각상실, 언어장애, 망상 등의 증상을 보였으며, 사망 후 부검을 통해 뇌 위축 및 아밀로이드 플라크와 신경섬유 엉킴이 발견되었다. 1910년, 정신과 의사이자 병리학자인 에밀 크레펠린이 이 질병을 처음 발견한 의사의 이름을 붙여서 알츠하이머병으로 명명하였다. 알츠하이머병은 기존에 보고되었던 다른 정신과적 증상과 다르기 때문에 이렇게 따로 병명을 명명하게 된 것이다.

알츠하이머병은 전 세계적으로 심각한 사회 문제로 대두되고 있는데, 특히 고령화사회로 진입하면서 알츠하이머병 환자가 급격히 증가하면서 개인뿐만 아니라 가족과 사회 전체에 큰 부담을 안겨주고 있다. 미국 알츠하이머병협회 2024년 연례 보고서에 따르면, 2000년에서 2021년까지 심장병에 의해 사망한 환자 수는 2.1% 줄어든 반면 알츠하이머병에 의해 사망하는 비율은 140.9%가 늘었다고 한다. 또한, 치매 환자를 돌보는 사람들의 70%가 스트레스를 받고 있다고 한다. 환자의 문제도 심각하지만 치매 환자를 돌보는 사람의 스트레스를 높이고 삶의 질을 저하하며, 사회적 비용을 증가시키는 주요 원인이 된다는 의미에서 발표한 지표이다.

세계보건기구가 2021년에 발표한 내용에 따르면 전 세계 유병률은 2020년 기준, 5천만 명이 치매를 앓고 있으며, 그중 60~70%가 알츠하이머병으로 진단되었다.[3] 이러한 증가 추세를 봤을 때, 2050년까지 치매 환자는 1억 3천만 명에 이를 것으로 예상된다. 국가별 유병률을 본다면, 북미 및 유럽의 경우 고령 인구의 비율이 높아 알츠하이머병 유병률이 상대적으로 높은 편(65세 이상 인구의 10~12%)이다. 아시아 및 아프리카의 경우는 경제성장과 의료 발전으로 기대 수명이 증가하면서 알츠하이머병 환자가 급증하는 추세이다.

우리나라도 초고령화 사회로 진입하면서 2023년 기준 약 100만 명 이상이 알츠하이머병을 앓고 있으며 2050년에는 300만 명에 이를 것으로 예상된다. 진단 후 평균 생존 기간은 4~8년이며, 일부 환자는 최대 20년까지 생존할 수 있는데 이는 개개인의 생활 습관 요인이나 유전적 요인 등이 크게 작용하는 것으로 보인다. 알츠하이머병과 관련된 전 세계 연간 경제적 비용은 약 1조 달러에 달하며, 특히 인구 고령화가 급속히 진행되는 가운데 아주 시급하게 예방, 조기진단, 관리와 치료 등 조기 개입 전략이 중요해지고 있다.

알츠하이머병 환자의 뇌는 건강한 사람의 뇌와 비교하여 여러 가지 구조적인 변화를 보인다. 가장 특징적인 변화는 해마의 위축이다. 해마는 기억 형성에 중요한 역할을 하는 뇌 부위로, 알츠하이머병이 진행됨에 따라 점차 크기가 줄어들고 기능이 쇠퇴한다. 사진의 뇌 MRI 영상에서 해마 부위가 현저하게 위축

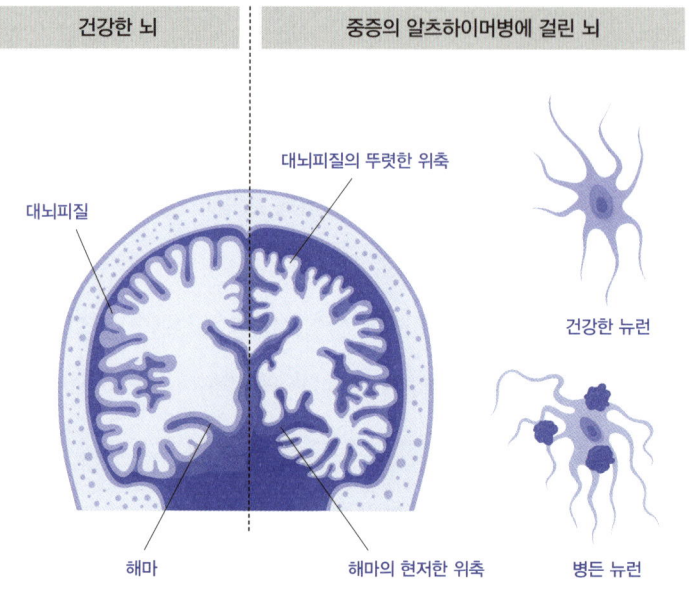

건강한 뇌와 알츠하이머병 뇌의 비교

된 것을 확인할 수 있다.

 그럴 뿐만 아니라, 알츠하이머병 환자의 뇌에서는 신경세포 간의 연결 부위인 시냅스가 감소하고, 신경세포 자체가 소실되는 현상이 나타난다. 두 개의 신경세포가 만나는 부분을 시냅스라고 한다. 시냅스에서 신경전달물질을 사용하여 정보를 공유하게 되는데, 이러한 신경세포의 손상은 인지기능 저하, 기억력 감퇴, 언어능력 감소 등 다양한 증상을 유발한다.

알츠하이머병의 병인 기전
: 아밀로이드와 타우 단백질

기억력과 사고력(인지기능)이 점점 나빠지는 신경퇴행성 질환인 알츠하이머병의 병인 기전은 아직 완전히 밝혀지지 않았지만, 아밀로이드 베타amyloid beta 단백질과 타우tau 단백질의 비정상적인 축적이 주요 원인으로 알려져 있다.

우리 뇌에는 아밀로이드 전구체 단백질Amyloid Precursor Protein, APP이라는 단백질이 존재하며 평소에는 신경세포의 기능을 유지하는 데 도움을 주지만, 잘못된 방식으로 분해되면 아밀로이드 베타라는 조각이 만들어진다. 이 아밀로이드 베타 단백질은 40~42개의 아미노산으로 구성된 것으로 처음에는 작은 올리고머 상태로 존재하지만, 시간이 지나면서 점점 서로 뭉쳐서 아밀로이드 플라크plaques라는 덩어리를 형성한다.

플라크는 뇌세포 외부에 아밀로이드 베타 단백질이 쌓여 형성된 독성 단백질 덩어리로 뇌 안에 돌덩이처럼 딱딱하게 뭉쳐져 있다. 이것은 신경세포를 손상시키고 염증 반응을 유발하여 신경세포 간의 소통을 방해하여 뇌기능을 저하시킨다. 아밀로이드 베타가 주로 신경세포 밖에서 문제를 일으킨다면 타우 단백질은 신경세포 내부에서 문제를 일으킨다. 타우 단백질은 원래 신경세포 내부의 물질을 운반하는 철도 같은 역할을 하는 미세소관microtubules을 안정화하는 역할을 한다.

하지만, 알츠하이머병에서는 아밀로이드 베타 및 다른 여러 가지 스트레스 상황으로 인해 타우 단백질이 비정상적으로 변형(과인산화)되면서 신경세포 내 철도를 고정하는 기능을 잃고 오히려 서로 엉겨 붙어 신경섬유 엉킴neurofibrillary tangles, NFTs을 형성한다. 이런 신경섬유다발은 신경세포 내부의 운송 시스템이 무너지고 신경세포 내부에서 영양소 및 신경전달물질 등의 물질 이동이 어려워지면서 결국은 신경세포 사멸을 일으키게 된다.

또한, 그 주변에 존재하는 면역세포들이 과다하게 활성화되면서 염증을 생성하는 사이토카인을 분비하고, 염증 및 면역 반응이 일어나며, 신경 염증이 발생한다. 뇌에 염증 반응이 발생하면 신경세포가 손상되고, 뇌기능이 저하된다. 아밀로이드 베타와 타우 단백질은 서로 영향을 주면서 알츠하이머병을 더 악화시키게 되는데 먼저 아밀로이드 베타가 뇌에 축적되면 타우 단백질이 변형되도록 유도하고 이것은 신경세포의 내부구조 붕괴 및 죽음을 이끌게 된다. 이렇게 신경세포의 정교한 네트워크인 뇌는 결국 신경세포가 죽어나가며 네트워크가 끊어지면서 인지기능 저하가 일어나는 순차적인 단계를 거치게 된다.

현재 알츠하이머병의 원인치료제들의 개발이 활발히 진행되고 있는데 앞서서 설명한 아밀로이드 베타 제거 치료제나 타우 단백질의 변형을 막는 약물이나 변성된 타우 단백질을 제거하는 치료제의 연구가 한창이다. 또한, 신경 염증 반응을 줄여서 신경세포를 보호하는 뇌 염증 조절 치료제도 연구 중이다.

뇌를 보호하는
뇌혈관장벽

알츠하이머병은 단순히 신경세포 손상뿐만이 아니라 뇌혈관장벽Blood-Brain Barrier, BBB의 기능장애와도 깊은 연관이 있다. 뇌혈관장벽이 손상되면 아밀로이드 베타의 축적을 증가시키고 신경 염증을 촉진하며 신경 퇴행을 가속하게 된다. 뇌혈관장벽은 뇌를 보호하는 필터 역할을 하는 구조로서 뇌를 보호하는 중요한 역할을 수행하며, 혈액 속의 유해물질이 뇌로 들어오는 것을 막는다. 그런데 뇌에 쌓인 독성물질이 뇌혈관장벽을 공격하고, 약해진 뇌혈관장벽으로 인해 혈액 속의 독성물질이 뇌 조직으로 유입되고, 뇌손상을 가속하게 되는 것이다.

뇌혈관장벽은 뇌의 엄격한 출입 관리 시스템으로 뇌에 필요한 영양소와 산소는 통과시키되, 독소나 해로운 물질은 차단하는 역할을 한다. 또한, 정상적인 경우는 뇌혈관장벽에 존재하는 수용체를 통해서 뇌 내의 과한 독성물질을 혈관을 통해 빼내는 역할을 하게 된다.

뇌혈관장벽은 다음과 같이 구성되어 있다. 뇌혈관장벽은 뇌혈관을 빈틈없이 감싸는 내피세포Endothelial cells들이 아주 촘촘한 치밀결합tight junctions으로 연결되어 있어 유해물질의 침입을 일차적으로 막아낸다. 이 내피세포들을 튼튼하게 지지하는 기저막Basement membrane은 혈관과 주변 신경조직을 이어주는 역할을 한다. 별 모양을 닮은 성상세포Astrocytes는 뇌혈관장벽의 기능을 유지하고 신경세포에 필요한 영양분을 공급하는 역할을 한다. 마지막으로 혈관 주변을 꼼꼼하게 감싸고 있는 뇌혈관주위세포Pericytes는 혈관의 투과성을 세밀하게 조절하며 뇌혈관장벽이 안정적으로 유지될 수 있도록 돕는다. 뇌혈관장벽은 여러 종류의 세포들이 유기적으로 협력하여 우리의 소중한 뇌를 외부의 위험으로부터 빈틈없이 지켜내는 핵심적인 방어 시스템이라고 할 수 있다.

최근 여러 연구에서 뇌혈관장벽의 기능저하가 알츠하이머병의 진행을 촉진한다는 강력한 증거들을 제시하고 있다. 뇌혈관장벽이 무너지는 손상의 주요 기전은 다음과 같다. 뇌혈관장벽의 투과성이 증가하면 해로운 물질이 뇌로 침투하여 신경세포를 손상시킬 가능성이 높아진다. 그뿐만 아니라 뇌혈관장벽은 알츠하이머를 유발하는 독성 단백질인 아밀로이드 베타를 제거하는 중요한 역할을 하는데, 이 역할을 제대로 수행하지 못해 아밀로이드 베타가 제거되지 못하고 뇌혈관 속에 축적된다. 그 결과 신경 염증 반응이 증가하고, 뇌혈관장벽은 더욱 약화되는 악순환을 초래한다.

즉, 뇌혈관장벽이 무너지면 면역세포들이 뇌로 들어와 '과잉 면역 반응'을 일으키고, 결국 신경세포들이 더 빨리 망가지게 된다. 그러므로, 뇌혈관장벽 보호는 알츠하이머병 예방과 치료의 핵심이 될 수 있다. 알츠하이머병에서 뇌혈관장벽 손상은 단순한 부수적인 현상이 아니라, 병을 악화시키는 중요한 요인이다. 앞으로 뇌혈관장벽을 보호하고 회복시키는 치료법이 개발된다면, 알츠하이머병을 예방하고 진행을 늦추는 데 큰 도움이 될 것으로 기대된다.

알츠하이머병은 뇌의 특정 부위에서 시작하여 점차 다른 부위로 확산된다. 초기에는 해마 부위에서 아밀로이드 베타 플라크와 타우 단백질이 축적되기 시작하다가 이후 점차 대뇌피질 전체로 확산된다. 병이 진행됨에 따라 뇌의 다양한 기능이 저하되고, 결국에는 치명적인 결과를 초래하게 된다. 주요 병인 단백질인 아밀로이드 베타와 타우가 각각 자리하고 있다가, 아밀로이드 베타 플라크와 타우의 신경섬유 엉킴이 따로 시작해서 각각 정해진 경로로 뇌 속으로 막 파고들다가 둘이 만나는 순간 수소 폭탄이 폭발하듯이 전체 뇌로 완전히 퍼지게 된다. 뇌의 기능이 갑자기 더 나빠지는 가속화가 일어나는 것이다. 따라서 알츠하이머병의 위험 요인 중에는 우리가 조절 가능한 요인도 꽤 있다.

조절 가능한 요인과 조절 불가능한 요인을 4:6 정도라고 했을 때, 그것을 어떻게 관리하고 예방할 수 있을지, 조절 불가능한 요인은 무엇이고, 그것을 치료하고 관리할 수 있는 연구는 어떻게 진행되고 있는지 다음 장에서 살펴볼 것이다.

'치매 해방' 3요소
: 조기진단, 예방 및 관리, 치료

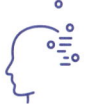

**치매 극복의
가능성을 실험하다**

치매 해방을 위해서 조기진단, 예방 및 관리, 치료가 핵심 요소라고 생각하게 된 계기는, 치매라는 질병이 한 번 발병하면 신경세포의 손상이 계속 진행되기 때문이다. 현재까지 알려진 치료법들은 질병의 진행 속도를 늦추는 데 집중되어 있을 뿐, 완전히 되돌리는 것은 불가능하다. 따라서 신경세포가 손상되기 전에 발견하고, 발병을 최대한 늦추거나 예방하며, 진행을 늦출 수 있는 효과적인 관리 및 치료법을 적용하는 것이 중요하다는 점이 강조된다.

조기진단이 중요한 이유는 신경세포가 사라지기 전에 발견해야 한다는 것 때문이다. 치매는 질병의 증상이 나타나기 전에 뇌 속에서 수십 년에 걸쳐 서서히 진행되는 질병이다. 알츠하이머병의 경우 아밀로이드 베타 단백질이 뇌에 쌓이기 시작하는 시점과 인지기능 저하가 나타나는 시점 사이에 최소 10~20년의 간극이 존재한다. 즉, 증상이 나타난 후 진단하는 기존 방식으로는 너무 늦다. 다행히 조기진단 기술의 빠른 발전으로 최근 아밀로이드 PET, 혈액 바이오마커, 장내 미생물 분석, 유전자 분석 등의 기술이 발전하면서 증상이 나타나기 전 질병을 감지하는 것이 가능해지고 있다.

특히 유전자 분석은 알츠하이머병의 위험도를 예측하는 데 중요한 역할을 한다. 초기 발견이 치료법 개발에도 중요한데, 현재 개발 중인 아밀로이드 베타를 표적으로 하는 레카네맙이나 도나네맙 같은 항체 치료제는 병이 진행된 후보다는 초기 단계에서 효과가 더 크다는 점이 확인되고 있다. 따라서 치매의 공포로부터 해방되기 위해서는 조기진단이 필수적이다.

조기진단과 더불어 위험인자를 줄이고 신경 보호 전략을 강화하는 예방 및 관리도 적극적으로 해야 한다. 치매의 약 40%는 예방 가능한 위험인자와 관련이 있다.[4] 즉, 특정 생활 습관을 조절하면 발병 위험을 상당히 낮출 수 있다는 의미다.

치매 환자나 가족에게는 이미 지나간 치매 조기진단이나 예방 관리보다 치료에 더 관심이 클 것이다. 치매 치료제는 뇌 안의 신경망을 유지하는 것이 기억력과 학습 능력 유지에 필수적이므로 신경세포 손상을 늦추거나 회복시키는 전략을 찾아야 한다. 현재 치매 치료는 크게 약물 치료와 비약물 치료로 나뉜다.

많은 사람이 여전히 예전에 암을 생각하던 것과 마찬가지로 치매를 불치병이라고 생각한다. 암의 경우 조기 발견과 치료를 통해 완치율이 크게 높아진 것처럼, 치매 역시 조기진단과 예방을 통해 질병 진행을 늦추고 삶의 질을 향상시킬 수 있다. 보건복지부와 국가암정보센터 등지에서 발행하는 암 발생률과 생존율 통계를 살펴보면, 암 발생률은 높지만 조기진단과 치료를 통해 생존율이 크게 향상되었다는 것을 알 수 있다. 이는 조기 발견이 얼마나 중요한지를 보여주는 대표적인 예시이다.

앞서 언급한 것처럼 치매는 아직 완전한 치료법이 개발되지 않았기 때문에 많은 사람들이 두려워한다. 특히 고령화사회로 진입하면서 치매 환자 수는 더욱 증가하고 있기 때문이다. 치매 역시 조기진단이 중요하다. 치매는 초기에는 증상이 미미하여 발견이 어렵지만, 뇌에 병변이 생기는 것은 증상 발현 훨씬 전부터 시작된다. 따라서 조기에 치매를 발견하여 치료를 시작하면 질병 진행을 늦추고, 삶의 질을 유지할 수 있다. 조기진단 시 발병 시기를 10년 이상 늦출 수 있다. 중기 진단 시에도 치료하지 않은 경우보다 질병 진행 속도를 3~5년 늦출 수 있다.

앞서 강조한 것처럼 조기진단을 통해 적절한 치료와 예방 노력을 병행한다면 충분히 극복할 수 있다. 이를 위해서는 정기적인 건강검진이 필요하다. 치매 조기 검진을 통해 질병을 조기에 발견하고 치료를 시작해야 한다. 건강한 생활 습관, 균형 잡힌 식단, 규칙적인 운동, 충분한 수면 등 건강한 생활 습관을 유지하고, 뇌 건강 증진 활동이 필요하다. 독서, 학습, 사회 활동 등 뇌를 활발하게 사용하는 활동을 통해 인지기능을 향상시켜야 한다. 스트레스는 뇌 건강에 악영향을 미치므로 스트레스 역시 관리해야 한다.

늦기 전에 알아야 할 뇌의 경고

특히 앞서 설명한 것처럼 알츠하이머병의 경우, 인지기능 저하가 나타나기 10~20년 전부터 뇌에 병변이 생기기 시작한다. 인지기능이 나빠진 것을 눈치채고 병원을 찾을 때는 이미 과도하게 치매가 진행된 상태로, 치료가 상당히 힘들어진다. 따라서 조기에 진단하여 치료를 시작하는 것이 매우 중요하다.

하지만 현재까지는 혈액이나 소변 검사처럼 간편하게 진단할 수 있는 방법이 부족하여 병리 진단에 대한 접근성이 낮고, 뇌 영상 검사나 뇌척수액검사 Cerebrospinal Fluid, CSF 같은 침습적인 검사에 의존하고 있다. 현재 가능한 진단 방법은 아밀로이드 PET이나 타우 PET 같은 뇌 영상 검사가 있다. 검사 시간 한 시

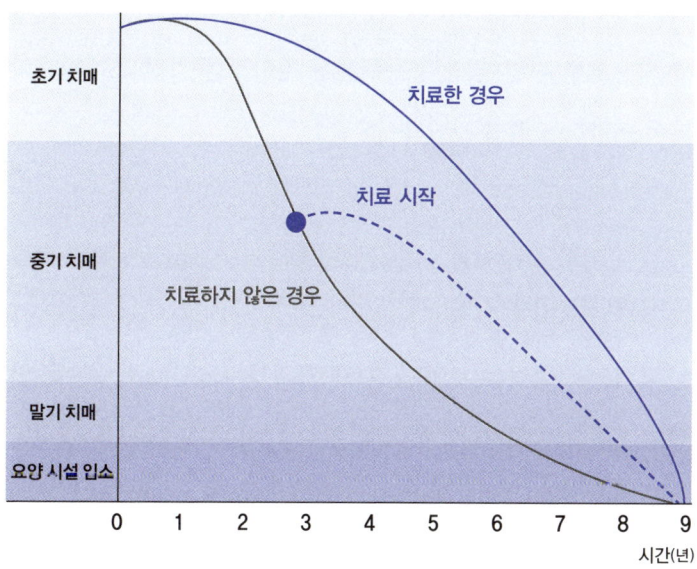

치매 진행을 느리게 하는 조기 치료

간 정도, 1회 검사 비용이 100만 원 이상인 데다 검사를 받기도 힘이 든다. 뇌척수액검사도 여덟 시간 이상 움직이지 않아야 하기 때문에 대부분 입원을 권하고 있기에 권유와 검사가 꺼려진다.

다행히 최근에는 뇌파, 망막, 눈물, 유전자 검사 등 비침습적이고 간편한 방식으로 조기진단이 가능한 바이오마커 개발이 활발하게 진행되고 있어, 머지않아 누구나 쉽게 치매 조기진단을 받을 수 있을 것으로 기대된다. 또한, AI를 활용하여 기존에 가지고 있던 영상자료들을 근거로 하여 빅 데이터 기반 알츠하이머병의 조기진단에 관한 연구 및 상용화도 활발하게 진행되고 있으므로 저렴한 가격으로 높은 정확도를 가진 조기진단의 날이 조만간 도래할 것이다.

뇌의 노화 가속화를 치료하는 미래 기술

치매의 근원적 치료 약물은 세 가지가 미국 FDA 승인을 받았고, 한 종은 우리나라에 들어왔고 하나는 곧 들어올 예정이다. 아밀로이드 베타를 타깃으로 하는 항체 치료제인, 이를 가지고 원인치료제를 쏜다 하더라도 인지기능 저하의 감소 효과는 30% 내외이다.

현재 여러 종류의 치료제들이 개발되고 있으므로, 앞으로는 더욱 다양한 작용 기전을 가진 치료제들이 개발되어 치매 치료에 새로운 가능성을 열어줄 것으로 기대된다. 임상 3상 단계에 있는 치료제가 많이 있으므로, 독자 여러분이 나이가 들었을 때는 이 3상 치료제들 중에 출시된 약물도 늘어날 것이다. 다양한 타깃을 대상으로 연구되기 때문에 병용 투여 등 투여 방식도 다양화한다면 그 효과가 배가될 수 있을 거라고 믿어 의심치 않는다. 특히 당뇨병, 비만, 고혈압, 고지혈증, 청력 이상은 미리 진단하고 스스로 관리하려고 노력하면 치매에 걸릴 위험이 줄어든다. 치매가 가장 두려운 질병이라고 하면서 이런 것들을 관리하지 않는다면 이율배반적일 것이다.

지금은 치매 극복의 시대이다. 조기진단, 영상이나 뇌척수액 진단, MRI와 AI를 활용한 진단 방법이 구축되어 있고, 체액을 이용한 바이오마커 조기진단법도 개발 중이다. 예방을 위해서 위험 요인 관리 방법도 모두 소개해드렸다. 청력, 당뇨, 고혈압, 폭음, 사회적 고립 등을 관리하고 노력해야 한다. 치료 역시 원인치료제가 출시되어 있다. 아밀로이드 베타 항체 치료제가 나와 있고, 이를 넘어 타우 항체 치료제, 유전자치료제, 면역조절 치료제, 장-뇌 축을 활용한 마이크로바이옴 치료제 등이 이제 곧 나올 것이기 때문에, 모두 가능한 시대가 도래하고 있으니까, 믿음을 가지고 치매 극복을 넘어 치매 해방까지 갈 수 있도록 우리 모두가 치매 예방을 위한 노력을 기울여야 한다.

치매는 한 번 발병하면 신경세포 손상이 지속적으로 진행되기 때문에, 조기진단, 예방 및 관리, 치료가 필수적인 요소로 자리 잡게 되었다. 현재까지의 연구 결과를 종합해 보면, 이 세 가지가 유기적으로 연결되어야만 효과적인 치매 극복이 가능하다.

조기진단을 통해 아밀로이드 베타 침착, 신경 염증, 장-뇌 축 변화 등의 초기 신호를 감지하면, 질병이 본격적으로 진행되기 전에 개입할 수 있는 기회가 열린다. 예방 전략으로는 생활 습관 개선, 뇌혈관 건강 관리, 장내 미생물 조절, 인지적 예비력 향상 등이 있으며, 이러한 접근법이 치매 발병 위험을 줄이는 데 중요한 역할을 한다. 치료는 항체 치료제, 타우 단백질 표적 치료, 신경 보호 및 재생 치료 등으로 발전하고 있으며, 신약과 비약물 치료가 함께 적용될 때 더욱 효과적일 가능성이 크다.

이 책의 뒷부분에서는 치매의 조기진단과 치료 전략을 심층적으로 다룬다. 현재 어떤 조기진단 기술이 활용되고 있으며, 최신 연구에서 제시하는 효과적인 치료법들은 무엇인지 살펴볼 것이다. 또한, 향후 치매 치료의 패러다임을 바꿀 혁신적인 접근법들까지 소개할 예정이니, 이를 통해 독자들은 치매 극복을 위한 최신 의과학적 전략을 이해할 수 있을 것이다.

2장

조기진단

: 치매 발견의 골든타임을 지켜라

The End of Alzheimer's

치매 해방 The End of Alzheimer's

치매 치료의 성패를 좌우하는 골든타임

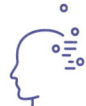

알츠하이머병의 조기진단이 중요한 이유

알츠하이머병은 조기에 진단하는 것이 무엇보다 중요하다. 알츠하이머병은 한번 나빠지기 시작하면 점점 악화되는 비가역적이고 점진적인 질환이다. 뇌 속에 아밀로이드 베타라는 독성 단백질이 쌓이면서 신경세포가 손상되고, 기억력, 언어능력 등 다양한 인지기능이 저하되는 것이 특징이다.

알츠하이머병의 진행 단계를 살펴보면 무증상 단계를 거쳐 경도인지장애, 그리고 치매 단계로 이어진다. 문제는 환자 대부분이 무증상 단계나 경도인지장애 단계에서는 본인의 증상을 인지하지 못하고, 주변 사람들도 미미한 변화를 간과하기 쉽다는 점이다.

왜 조기진단이 중요할까? 현재 알츠하이머병 치료제 개발은 주로 무증상 단계나 경도인지장애 단계의 환자를 대상으로 이루어지고 있다. 조기에 진단하여 치료를 시작하면 질병 진행을 늦추거나 멈출 가능성이 높아진다. 조기진단을 통해 환자의 상태에 맞는 맞춤형 치료를 제공할 수 있고, 가족들도 환자를 돌보는 방법을 미리 배울 수 있다.

현재 대부분의 환자들은 증상이 심해져 일상생활에 지장을 받을 정도가 되어서야 병원을 찾는다. 이는 이미 질병이 상당히 진행된 상태이기 때문에 치료 효과가 제한적일 수밖에 없다. 환자나 가족이 증상을 인지하고 병원을 찾는 시점은 평균적으로 질병이 시작된 지 15년쯤 지난 시점이다. 환자의 판단력도 흐려지고 혼자 지내기도 위험한 것 같으니 병원을 방문하는데, 이때는 질병이 이미 많이 진행된 상태이다.

현재 사용되는 도네페질이나 에빅사 같은 치료제는 증상 완화에 초점이 맞춰져 있다. 뇌 신경세포가 조금이라도 남아 있을 때는 효과가 있기 때문에 처음에는 인지기능이 좋아지는 듯 보이지만, 질병의 진행을 막거나 되돌릴 수는 없으므로 6개월에서 1년이 지나고 나면 신경세포 사멸이 일어나서 효과가 떨어진다. 그렇게 곧 나아지겠지, 좋아지겠지, 하면서 7년 정도를 보내게 된다.

질병이 진행되면서 결국 말기에 들어선 환자는 점차 독립적인 생활이 어려워지고, 결국에는 요양 시설에 입원해야 하는 상황에 이르게 된다. 요양 시설에서 사망에 이르기까지의 기간은 일반적으로 4년 정도이다. 이렇게 병원에 방문할 정도로 치매가 심해지기 시작해서 요양 시설에서 사망까지의 기간을 보통 13년 정도로 보고 있다.

발병 후 진단을 받기까지 평균적으로 걸리는 15년 동안 뇌 속에서 질병이 진행되는 것을 막자는 것이 현재 우리가 조기진단의 중요성을 강조하는 이유 중 하나이다. 치매가 발병하기 전에 미리 조기진단이나 예측을 통해 나의 위험성이 무엇인지 판단할 수 있다면, 적절한 치료를 받고 질병의 진행을 늦출 수 있다.

예를 들어 APOE4 유전자, 고혈압, 당뇨병 등 치매 발병 위험을 높이는 요인을 미리 파악하고, 이에 맞는 예방 전략을 세울 수 있다. 적극적으로 환자 맞춤형 예방, 치료, 훈련으로 발병을 10년만 지연시켜도 행복하게 생활할 수 있는 시간이 늘어나는 것이다. 환자 본인은 물론 가족의 삶의 질도 향상시킬 수 있다.

예방과 지연을 위한 생활 습관을 유지하면서, 조기 신호를 놓치지 않도록 주의를 기울여야 한다. 현재 한국에는 원인치료제로 FDA 승인을 받은 치료제 1종이 승인되어 환자에게 처방되고 있다. 원인치료제를 투약하며 사망에 이르기까지 기간도 늦출 수 있다. '신개념 정밀의학 기반 환자 맞춤형 프로젝트'로서, 치매극복연구개발사업단에서 이러한 조기진단 및 예방 과정을 적극적으로 돕고 있다.

안타깝게 조기진단의 골든타임을 놓친 사례
: 건망증? 우울증? 치매?

치매는 시간이 지날수록 악화되는 질병이지만, 조기에 발견하면 진행을 늦출 수 있는 기회가 있다. 그러나 아직까지 많은 사람들이 치매 초기 증상을 단순한 노화 과정으로 여기거나, 병원을 찾기까지 오랜 시간이 걸리는 경우가 많다. 조기진단이 늦어져 치료 시기를 놓친 안타까운 사례가 있는가 하면, 반대로 조기 발견 덕분에 삶의 질을 유지할 수 있었던 긍정적인 사례도 있다. 이 두 가지 방향의 사례를 통해 조기진단이 왜 중요한지 생각해볼 필요가 있다.

서울에 사는 72세 여성 A 씨는 몇 년 전부터 자주 깜빡하는 일이 많아졌다. 처음에는 "나이가 들면 원래 이렇다"라며 대수롭지 않게 여겼고, 가족들도 단순한 건망증으로 생각했다. 하지만 시간이 지나면서 집 주소를 헷갈리거나, 익숙한 길에서 길을 잃는 일이 늘어났다. 이후 몇 차례 화장실 가는 길도 헷갈리는 모습을 보이자 가족들은 그제야 병원을 찾았다.

검사 결과, A 씨는 이미 알츠하이머병이 중기 단계로 진행된 상태였다. 증상완화제 처방만이 가능했기 때문에 약물 치료를 시작했지만, 치료 반응이 좋지 않았고, 1년 만에 인지기능이 급격히 저하됐다. 이후 스스로 일상생활을 유지하기 어려운 수준까지 악화되었고, 결국 요양 시설에 입소해야 했다. 의사는 "3~4년 전에 조기진단을 받았다면 진행을 상당히 늦출 수 있었을 것"이라며 안타까움을 표했다.

단순한 건망증처럼 보여도 기억력 저하가 지속되거나 일상생활에 영향을 미친다면 신경학적 검사가 필요하다. 치매는 조기에 발견할수록 치료 효과가 좋고, 증상이 악화되는 속도를 늦출 수 있다.

또 다른 사례를 살펴보자. 부산에 거주하는 68세 남성 B 씨는 몇 년 전부터 우울한 기분을 자주 호소했다. 평소 사교적인 성격이었지만 점점 말수가 줄고, 활동도 급격히 줄어들었다. 가족들은 그를 정신과에 데려갔고, "노년 우울증" 진단을 받았다. 항우울제를 처방받았지만 증상은 나아지지 않았고, 오히려 기억력이 점점 더 나빠졌다.

이후 신경과 검사를 받은 결과, 알츠하이머 치매 초기 단계로 확인되었다. 문제는 이미 뇌에서 상당한 수준의 신경세포 손상이 진행된 상태였다는 것이다. 만약 초기 우울 증상이 나타났을 때 신경과 검사를 함께 진행했다면, 더욱 적극적인 치료가 가능했을 것이다.

치매 초기에는 우울증과 유사한 증상이 나타날 수 있다. 특히 노년층에서 갑자기 의욕이 감소하고 감정 표현이 줄어든다면 단순한 정신건강 문제가 아닐 수도 있다.

한 번의 건강검진이 치매를 막는다!

65세 여성 C 씨는 특별한 증상이 없었지만, 건강검진에서 인지기능 저하가 의심된다는 결과를 받았다. 정밀검사를 받아보니, 경도인지장애 MCI 진단을 받았다. 경도인지장애는 정상 노화와 치매의 중간 단계로, 조기 개입을 하면 상당 기간 치매로의 진행을 막을 수 있다.

　C 씨는 이후 운동, 식단 조절, 인지훈련, 약물 치료를 병행하며 생활 습관을 개선했다. 3년이 지난 현재까지도 치매로 진행되지 않았으며, 일상생활을 건강하게 유지하고 있다.

　특별한 증상이 없더라도 조기 검진을 통해 치매 위험을 확인하는 것이 중요하다. 특히 60대 이후에는 정기적인 인지기능 검사가 필요하다.

　경기도에 거주하는 58세 남성 D 씨는 어머니가 알츠하이머병을 앓았기 때문에, 자신의 유전적 위험이 크다는 사실을 알고 있었다. 그는 50대 중반부터 정기적으로 치매 검사를 받았고, 57세 때 PET 스캔에서 미세한 아밀로이드 베타 침착이 확인되었다.

　의사는 생활 습관 관리를 철저히 하도록 조언했고, D 씨는 규칙적인 운동, 저탄수화물·고섬유질 식단, 장내 미생물 개선, 사회적 활동 증가 등의 전략을 실행했다. 60세가 된 현재까지도 인지기능에 문제가 없으며, 의료진은 "이런 방식으로 관리하면 치매 발병 시기를 상당히 늦출 수 있다"라고 평가했다.

　가족력이 있는 경우 더욱 철저한 관리가 필요하다. 유전적 위험이 있더라도 조기진단을 통해 적극적인 예방 전략을 세운다면 치매를 막을 가능성이 높다.

위 사례들을 통해 조기진단이 치매 진행에 미치는 영향을 명확하게 알 수 있다. 조기진단이 늦어진 경우, 치매가 상당히 진행된 상태에서 발견되어 치료 효과가 제한적이었다. 반대로 조기에 발견한 경우, 생활 습관 개선과 치료를 병행하면서 오랜 기간 정상적인 삶을 유지할 수 있었다.

치매는 나이가 들면 자연스럽게 생기는 질병이 아니다. 조기 발견을 통해 적극적인 개입을 하면 치매로의 진행을 늦추고, 삶의 질을 유지할 수 있다. 건망증, 우울감, 성격 변화 같은 작은 신호도 놓치지 말고, 정기적인 검진을 통해 치매의 위험을 미리 평가하는 것이 가장 중요한 예방 전략이다.

나도 모르게 치매를 유발하는 몸속 원인들

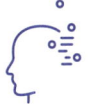

알츠하이머병을 일으키는 유전자
: APP, PSEN1, PSEN2

알츠하이머병은 다양한 요인이 복합적으로 작용하여 발생하는 질환이지만, 유전적 요인 또한 중요한 역할을 한다. 과학이 발전하면서 알츠하이머병의 위험 유전인자들이 많이 알려졌다.

앞서 아밀로이드 베타 단백질이 뇌에 축적되어 플라크를 형성하고, 신경세포를 손상시켜 알츠하이머병을 유발하는 주요 원인물질 중 하나라고 설명했는데, APP, PSEN1, PSEN2 유전자는 아밀로이드 베타 단백질 생성과 관련이 있는 유전자이다.

APP 유전자는 아밀로이드 베타 단백질의 전구체를 만드는 유전자이고, PSEN1과 PSEN2 유전자는 아밀로이드 전구 단백질을 잘라 아밀로이드 베타 단백질을 만드는 데 관여하는 효소를 만드는 유전자이다. 따라서 이 유전자에 돌연변이가 생기면 아밀로이드 베타 단백질이 과도하게 생성되어 알츠하이머병 발병 위험이 커진다. APP, PSEN1, PSEN2 유전자에 돌연변이가 생기면 주로 65세 이전에 발병하는 조기 발병 가족성 알츠하이머병이 발생한다.

각각의 유전자의 기능이 무엇인지 먼저 자세히 살펴보자.

APP 유전자는 21번 염색체에 위치하며, 아밀로이드 전구체 단백질을 암호화하는 유전자다. APP 단백질은 신경세포막에서 존재하며 세포 신호 전달 및 신경세포 성장에 관여한다. APP가 절단되면 아밀로이드 베타 단백질이 생성되는데 이 단백질이 과도하게 축적되면 아밀로이드 플라크를 형성하여 알츠하이머병의 주요 병리적 특징 중 하나로 작용하게 된다.

PSEN1 유전자는 14번 염색체에 위치하며, 프레세닐린 1[Presenilin 1, PS1] 단백질을 암호화한다. PS1은 위에서 설명한 APP의 절단 과정에서 중요한 역할을 한다. PSEN1의 돌연변이는 알츠하이머병 외에도 신경퇴행성 질환과 관련되어 있다고 밝혀졌다.

PSEN2 유전자는 1번 염색체 1q42.13에 위치하며, 프레세닐린 2 Presenilin 2, PS2 단백질을 암호화한다. PS2 역시 APP의 절단을 조절하는 기능을 한다. PSEN2의 돌연변이는 PSEN1과 유사하지만 발병률이 낮고, 늦은 발병 시점을 보이는 경우가 많다.

　　그러나 이러한 유전자 돌연변이에 의한 알츠하이머병은 매우 희귀하고, 전체 알츠하이머병 환자 중 1% 미만이다. 이러한 유전자 돌연변이가 알츠하이머병의 직접적인 원인임이 밝혀지면서 알츠하이머병의 발병 기전을 이해하는 데 큰 도움이 되었고, 이러한 유전자 돌연변이를 표적으로 하는 치료제 개발 연구 역시 활발하게 진행되고 있다. 이런 환자군을 모집하는 코호트 DIAN, Dominantly Inherited Alzheimer's Network가 있어, DIAN 코호트에 등록하게 되면 다양하게 도전하는 새로운 약물의 임상시험을 받을 수 있는 기회가 제공된다.

단백질에도 알츠하이머병을 유발하는 유전자가 있다

　　다음으로 APOE 유전자는 우리 몸에서 지방을 운반하는 단백질인 아포지단백 E를 만드는 유전자이다. 이 단백질은 뇌를 포함한 우리 몸의 여러 기관에서 중요한 역할을 하는데, 특히 뇌에서는 신경세포의 성장과 기능 유지에 관여한다. APOE2, APOE3, APOE4 세 가지 유전자형이 존재하는데, APOE4 유전자를 가질수록 알츠하이머병 발병 위험이 커진다. 이러한 알츠하이머병 위험 유전인자인 APOE의 생체 내 기능과 ε2, ε3, ε4 유전자들의 역할을 살펴보자.

APOE는 지질 대사와 신경세포 건강에 중요한 역할을 하는 단백질로, 주로 간과 뇌에서 합성된다. APOE는 저밀도 지단백질 LDL, 고밀도 지단백질 HDL과 결합하여 지방질을 필요한 곳으로 실어 나른다. 혈액 속 콜레스테롤과 중성지방을 운반하여 혈관 건강을 돕고, 뇌세포가 손상되었을 때 회복을 돕고 신경세포 간의 연결을 튼튼하게 만들어 인지기능 유지에도 기여한다. 특히, 신경 염증 반응 조절과 산화스트레스 감소 기능을 통해 신경 보호 효과를 가진다.

흥미로운 점은 APOE가 알츠하이머병의 주범으로 알려진 아밀로이드 베타 단백질을 뇌에서 청소하는 역할도 한다는 것이다. 하지만 APOE 유전자에는 여러 종류가 있고, 그중 특정 형태(APOE ε4)를 가진 경우에는 이 청소 기능이 제대로 작동하지 않아 아밀로이드 베타 단백질이 뇌에 쌓일 위험이 커져 알츠하이머병 발병 가능성을 높일 수 있다.

APOE 유전자는 19번 염색체에 위치하며, ε2, ε3, ε4 세 가지 주요 대립유전자로 존재한다. 각각의 유전형은 APOE 단백질의 구조와 기능에 영향을 주며, 알츠하이머병 발병 위험과 밀접한 관련이 있다.

전반적인 연구 결과들을 정리해보자면, APOE는 뇌의 지질 대사, 신경 보호, 그리고 아밀로이드 베타 제거에 중요한 역할을 한다. ε2는 보호적인 역할을 하며, ε3는 중립적 기능을, ε4는 알츠하이머병 발병 위험을 증가시키는 유전형이다. 특히, ε4 유전

APOE 유전자형	알츠하이머병 위험과의 연관성	주요 기능 및 특징
ε2	보호적 효과를 가지며 발병 위험성 낮음	APOE 중 가장 희귀한 형태로 아밀로이드 베타 제거를 촉진하고 신경 보호 효과가 큼
ε3	중립적 효과를 가지며 발병 위험성과는 일반적 수준의 연관성 보여줌	전 세계 인류의 75%를 차지하는 가장 일반적인 형태로 정상적인 APOE 기능 수행
ε4	위험 요인으로 발병 가능성과 밀접한 연관관계가 있음. ε4 대립유전자 한 개 보유 시 AD 발병 위험 3배 증가, 두 개 보유 시 발병 위험 12배~15배 증가	아밀로이드 베타 제거 기능이 저하되어 뇌에 축적될 가능성이 높음. 신경 염증 반응을 증가시켜 신경세포 손상 유발 및 미토콘드리아 기능 저하와 산화스트레스 증가를 시킴

APOE 유전자와 알츠하이머병의 연관성

자형 보유자는 아밀로이드 베타 축적 증가와 신경 염증 반응 활성화로 인해 질병 발병 위험이 커진다. 따라서, APOE 유전자형을 고려한 맞춤형 치료 및 예방 전략이 알츠하이머병 연구에서 중요한 방향이 되고 있다.

전체 분포를 보면 일반적으로 APOE2는 8%, APOE3는 78% 정도로 대부분의 사람에게 있고, APOE4를 하나 가지고 있는 사람이 14% 정도 된다. APOE4 유전자를 2개 가지고 있는 경우, 알츠하이머병 발병 위험이 일반인보다 12~15배나 높아질 수 있다. APOE ε4 유전자는 뇌의 아밀로이드 베타 단백질 축적을 촉진하고, 신경세포 손상을 가속화하는 등 다양한 메커니즘을 통해 알츠하이머병 발병에 기여한다. APOE ε4 유전자 2개를 가져도 알츠하이머병의 발병 확률이 늘어난다는 것뿐이지, 꼭 걸린다는 것은 아니기 때문에 열심히 미리 대비하여서 발병 시기를 늦춰야 한다.

보통의 경우 APOE ε4를 가지고 있지 않으면 알츠하이머병의 발병 시기가 85세 이상으로 보통 노인성 치매가 발병하는 나이라고 하면, APOE ε4 유전자를 하나 가지고 있는 경우 발병 시기가 약 76세로 앞당겨질 수 있고, 2개 가지고 있는 경우에는 발병 시기가 약 68세로 더욱 당겨질 수 있다고 알려져 있다.

APOE ε4 유전자를 1개 이상 가지고 있는 경우, 정기적인 건강 검진을 통해 조기 발견에 힘쓰며 발병 위험을 예측하고 건강한 생활 습관을 유지해야 한다. 현재 치료제 개발을 위한 연구가 활발히 진행되고 있다.

장이 망가지면
뇌도 망가진다

기원전 400여 년부터 소크라테스는 모든 질병의 원인은 장에서부터 시작된다고 하였다. 우리 속담에도 속이 편해야 몸이 편하다는 속담도 있다. 장-뇌 축 이론이란 장과 뇌가 서로 연결되어 상호작용하며 우리 몸의 건강을 조절한다는 이론이다. 장에서 일어나는 변화가 뇌에 영향을 미치고, 반대로 뇌에서 일어나는 변화가 장에 영향을 미친다는 것이다. 장내 미생물의 불균형이 알츠하이머병과 같은 퇴행성 뇌 질환과 깊은 연관이 있다는 연구 결과들도 나오고 있다. 자폐증, 파킨슨병, 뇌졸중과 같은 신경질환에서는 이미 동물실험과 환자의 현상 등에서 이러한 보고들이 나오는 상황이다.

장-뇌 축Gut-Brain Axis은 장내 미생물군, 장 면역계, 신경계가 상호작용하며 뇌기능과 신경계 질환에 영향을 미치는 중요한 생물학적 연결고리다. 최근 연구들은 장내 미생물과 뇌 건강 간의 관계를 다양한 방식으로 밝혀왔다. 장내 세균은 세로토닌, GABA, 도파민 등 신경전달물질을 생성하거나 조절하며, 이 과정이 기분, 감정 조절, 인지기능에 영향을 미친다.

장내 미생물의 불균형에 의한 조성의 변화는 장 점막의 투과성을 증가시켜 염증성 사이토카인의 전신적 증가를 유발하며, 이는 신경 염증을 통해 다양한 신경계 질환을 촉진할 수 있다. 미세아교세포는 중추신경계 면역세포로, 장내 미생물 대사산물(단쇄지방산 등)이 미세아교세포의 활성화와 기능 조절에 중요한 역할을 한다.

또한, 장내 미생물과 단쇄지방산 Short-Chain Fatty Acids, SCFAs의 역할이 보고되었는데, 장내 세균이 생성하는 SCFAs(뷰티르산, 프로피온산 등)는 신경 염증을 조절하고, 뇌혈관 장벽 BBB 기능 유지에 기여하는 것으로 알려져 있다. 장내 미생물과 신경퇴행성 질환 연관성도 연구가 최근에 연구가 많이 되는데 파킨슨병, 다발성 경화증 MS, 자폐 스펙트럼 장애 ASD 등의 신경질환에서도 장내 미생물 불균형이 공통적인 특징으로 관찰되며, 이를 조절하는 것이 치료 전략으로 연구되고 있다.

알츠하이머병에 관련해서는, 장내 미생물 불균형이 아밀로이드 베타와 타우 단백질의 축적을 증가시킨다는 연구가 보고되었다. 특정 장내 세균이 생성하는 지질다당류 LPS와 같은 물질이 혈액-뇌 장벽을 손상시키고, 아밀로이드 베타 침착을 촉진할 수 있다. 또한, 장내 세균의 변화는 전신 염증 반응을 증가시키며, 뇌 내 미세아교세포의 과활성화가 유도될 수 있다. 이는 신경 염증을 악화시키고, 알츠하이머병의 진행을 가속하는 주요 기전 중 하나로 연구되고 있다. 장내 미생물 대사산물인 SCFAs는 신경 염증을 억제하고 뉴런 보호 효과를 가질 수 있다. 그러나 알츠하이머 환자의 경우 특정 SCFAs 농도가 감소하여 신경 보호 기능이 약화된다는 연구 결과가 있다. 그리고, 장내 세균 조성과 APOE ε4 유전자와의 상관관계가 있다고 알려져 있는데 APOE ε4 유전자를 가진 사람들은 장내 미생물 조성이 다르게 나타나며, 특히 염증 유발 균이 더 많이 발견된다는 연구가 있다. 이는 APOE ε4 보유자가 장 건강과 신경 염증 조절에 더 취약할 가능성을 시사한다.

 이러한 연구 결과들에 비추어, 장-뇌 축 연구를 바탕으로 한 알츠하이머병의 진단 및 치료 전략이 개발될 가능성이 크다. 예를 들면, 장내 미생물 마커를 이용한 조기진단을 생각할 수 있는데, 알츠하이머병 환자의 장내 미생물 조성이 특징적으로 변화하기 때문에, 대변 마이크로바이옴 분석을 통해 질병의 조기 진단 가능성을 연구하고 있다.

또한, 프로바이오틱스 및 프리바이오틱스를 이용한 치료 전략도 유용할 것이다. 예를 들어 흔히 유산균으로 불리는 젖산간균Lactobacillus이나 비피도박테리움Bifidobacterium과 같은 특정 프로바이오틱스가 신경 염증을 억제하고 인지기능을 개선하는 효과가 보고되었으며, 이를 기반으로 장내 미생물 조절 치료법이 개발 중이다. 당연히 이러한 결과에 근거하여 장내 미생물 대사산물을 이용한 신경 보호 치료 효과 또한 검증 중에 있는데, SCFAs 또는 특정 장내 세균 대사산물을 보충하여 신경 보호 효과를 높이는 연구가 진행 중이며, 이는 새로운 치료제 개발로 이어질 가능성이 있다.

이처럼 장내 세균의 중요성이 부각되면서 장-뇌 축 기반의 식이 요법 개발이 부상하고 있는데, 지중해식 식단, 고섬유질 식단이 장내 미생물 조성을 개선하고, 신경 염증을 감소시키는 효과가 있음이 보고되었으며, 이를 활용한 예방 및 치료 전략이 주목받고 있다.

장-뇌 축 연구는 알츠하이머병의 병리 기전을 이해하는 데 중요한 단서를 제공하고 있으며, 신경 염증, 아밀로이드 축적,

신경전달물질 조절과 같은 다양한 경로를 통해 질병 진행에 영향을 미친다. 향후 장내 미생물 마커를 이용한 조기진단, 프로바이오틱스 및 프리바이오틱스 기반 치료, 장내 대사산물을 활용한 신경 보호 전략 등이 알츠하이머병의 새로운 치료 패러다임이 될 가능성이 높다. 이 경우는 특히 뇌 질환 치료제 개발에 있어서 뇌혈관장벽이라는 큰 장애물을 걱정하지 않고 장내 미생물 및 그 대사산물의 영향을 평가할 수 있으므로 앞으로 치료제 개발 방향 또한 다양성을 줄 수 있을 것으로 기대된다.

우리 실험실에서도 치매 쥐 실험을 한 결과 건강하지 못한 장내 미생물이 장벽을 손상시키고, 허물어진 장벽에서 나온 유해물질들이 혈관을 타고 혈액 내로 들어가기도 하고 또한 미주신경을 타고 직접 뇌로 올라가기도 하는 모습을 확인할 수 있었다. 특정 유익균으로 알츠하이머병 모델 쥐의 손상된 장벽을 회복시키고, 뇌 속의 아밀로이드 베타와 타우 단백질 축적을 감소시켰고, 유익균을 투여한 실험 쥐는 Y자로 생긴 미로 모형 등의 실험에서 기억력과 학습 능력이 향상되는 모습을 보였다. 장-뇌축을 기반으로 하는 연구와 치료제 개발도 한창 진행 중이다.

알츠하이머병, 어떻게 발견하고 진단할까

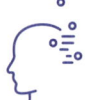

알츠하이머병의 조기진단 기준

일반적으로 알츠하이머병의 조기진단 기준은 경도인지장애 단계에서의 진단 기준, 바이오마커 기반 진단 기준, 유전자 및 위험인자 기반 진단으로 크게 세 가지로 분류된다.

첫째로 아직 치매 단계에 이르지 않은 경도인지장애Mild Cognitive Impairment, MCI 단계에서 이루어진다. 주관적으로 기억력 저하를 느끼거나 주변에서 인지하는 인지 저하와 더불어, 객관적인 신경심리검사에서 연령과 교육 수준을 고려했을 때 유의미한 인지기능 저하가 확인되어야 한다. 다만, 이러한 인지 저하에도 불구하고 일상생활 수행 능력은 독립적으로 유지되어야 하며, 인지 저하의 정도가 아직 치매 진단 기준에는 부합하지 않는 상태를 의미한다. 즉, MCI 단계에서의 조기진단은 인지 능력 저하를 감지하되, 일상생활에는 큰 지장이 없는, 치매 전 단계의 특징을 종합적으로 평가하여 이루어진다.

둘째로는 생체 표지자인 바이오마커를 활용하여 이루어질 수 있는데, 뇌척수액검사에서는 특징적으로 아밀로이드 베타(Aβ42) 수치가 감소하고 총 타우 단백질 및 인산화 타우 단백질 p-tau 수치가 증가하는 것을 확인할 수 있다. 뇌 영상 기술인 PET을 통해서는 아밀로이드 PET을 통해 뇌에 축적된 아밀로이드 플라크를 직접 시각화하거나, 타우 PET을 통해 타우 단백질 침착 여부를 확인할 수 있다. MRI 및 기능적 영상 분석에서는 알츠하이머병의 특징적인 뇌 구조 변화인 해마, 특히 내측 측두엽의 위축을 관찰할 수 있으며, 기능적 MRI fMRI를 통해 특정 뇌 네트워크의 기능저하를 확인할 수 있다. 이러한 바이오마커 기반 진단 기준은 알츠하이머병의 병리적 변화를 객관적으로 확인하여 더욱 정확하고 이른 시기에 질병을 진단할 수 있다.

셋째로는 유전적 요인과 개인의 위험인자 평가를 종합적으로 고려하여 이루어질 수 있다. 특히 APOE ε4 유전자 변이 보유 여부는 알츠하이머병 발병 위험을 높이는 중요한 유전적 요인이므로 확인이 필요하며, 직계 가족 중 알츠하이머병 환자가 있는 가족력 또한 발병 위험을 증가시키는 요인으로 간주된다. 이와 더불어 당뇨병, 고혈압, 비만, 우울증과 같은 기저 질환 및 생활 습관 관련 위험 요소들을 평가하여 개인의 알츠하이머병 발병 가능성을 예측하고 조기진단 및 예방 전략 수립에 활용할 수 있다. 즉, 유전자 정보와 가족력, 그리고 다양한 위험인자들을 통합적으로 분석하는 것이다.

이러한 조기진단 기준을 통해 알츠하이머병을 조기에 발견하고, 조기 치료 및 예방 전략을 수립하는 것이 중요하다. 그렇다면 어떤 방법으로 조기진단을 할 수 있는지 다음 내용을 살펴보자.

알츠하이머병의 흔적, MRI로 포착하다

기억력 감퇴 외에 알츠하이머병을 조기에 진단할 방법은 무엇이 있을까? 알츠하이머병이 진행됨에 따라 뇌가 점점 수축되는데, 특히 해마라고 불리는 기억과 학습을 담당하는 뇌 부위가 눈에 띄게 줄어든다. 이러한 뇌의 변화를 관찰하기 위해 MRI 검사를 활용한다. MRI의 경우는 뇌의 구조를 관찰하는 영상 기법으로 MRI 검사를 통해 6개월 간격으로 뇌의 구조적 변화를 관찰하면, 뇌가 얼마만큼 빨리 수축하는지 측정할 수 있다.

특히, 해마의 경우는 기억과 학습을 담당하는 중추로서 정상적인 노화보다 알츠하이머병 환자에게서 급속도로 해마가 수축되어 그 크기가 감소되어 나타나는 것을 뚜렷이 관찰할 수 있다. 또한 대뇌피질도 정상 노화의 경우 서서히 위축이 나타나지만 알츠하이머병 환자의 경우는 이러한 대뇌피질의 위축 속도도 빠르게 진행되므로 뇌의 구조적 변화만을 측정한다고 하더라도 비교적 정확한 예측이 가능한 영상 기법이라 할 수 있다.

하지만 MRI 검사는 비용이 많이 들고 분석 과정이 복잡하다는 단점이 있다. 최근에는 AI 인공지능 기술을 활용하여 MRI 영상을 분석하는 방법이 개발되어 과거에 찍어 두었던 MRI 영상 데이터와 다른 치매 환자들의 영상 데이터를 통합한 빅 데이터 분석을 통하여 더욱 정확하고 빠르게 뇌의 변화를 파악할 수 있게 되었다.

PET 검사가 보여주는
뇌 속 독성 단백질

아밀로이드 PET과 타우 PET는 알츠하이머병과 같은 신경퇴행성 질환을 조기에 진단하고 진행을 추적하는 데 사용되는 양전자 방출 단층 촬영 기술이다. 두 영상 기법은 각각 아밀로이드 베타 단백질과 타우 단백질의 뇌 내 축적을 시각화하여 신경퇴행성 질환의 병리적 과정을 평가한다.

아밀로이드 PET은 뇌에 축적된 아밀로이드 베타 단백질을 시각화하는 영상 기술이다. 아밀로이드 베타는 알츠하이머병의 주된 병리적 특징 중 하나로, 뉴런 간 시냅스를 방해하고 신경 독성을 유발하여 기억력 저하와 인지기능 손상을 일으킨다. 이 기술은 아밀로이드 베타에 결합하는 방사성 추적자radiotracer를 사용한다.

정맥 주사를 통해 주입된 방사성 추적자는 아밀로이드 베타 응집체와 선택적으로 결합하며, 시간이 지나면 신경세포에 축적된다. 방사선 추적자가 온몸으로 퍼지기를 기다린 후, PET 스캐너를 이용하여 뇌의 방사성 동위원소 분포를 촬영하게 되는데, 주로 전두엽, 측두엽, 후대상피질과 같은 아밀로이드 플라크가 많은 부위에서 높은 신호가 검출된다. 결과 영상에서 아밀로이드 베타가 축적되어 신호 강도가 높은 영역을 확인하여 진단에 활용한다. 정상인의 경우 아밀로이드 축적이 없거나 매우 적고, 알츠하이머병 환자는 대뇌피질 전반에 걸쳐 아밀로이드 침착이 보인다.

타우 PET은 뇌 신경세포 내부에 축적된 비정상적인 타우 단백질을 시각화하는 기술이다. 타우 단백질은 정상적으로 신경세포의 미세소관 구조를 안정화하는 역할을 하지만, 변형되면 뉴런 내에 응집되어 신경섬유 엉킴을 형성하게 된다. 타우 PET 역시 타우 단백질에 선택적으로 결합하는 특정 방사성 추적자가 뇌에서 타우 응집체와 결합하여 축적되는 것을 관찰한다.

이는 알츠하이머병뿐만 아니라 전두측두엽 치매 등 다양한 신경퇴행성 질환에서 관찰된다. 타우에 결합하는 방사성 추적자를 정맥으로 주사한 후 2시간 정도 기다린 후, PET 스캐너를 이용하여 뇌의 방사성 추적자 분포를 촬영하는데, 타우 축적이 심한 측두엽, 해마, 대뇌피질 같은 부위에서 높은 신호를 보인다.

초기 알츠하이머병 또는 경도인지장애 단계에서는 해마 및 내측 측두엽에 국한된 타우 침착이 보이고 질병이 진행되면서 측두엽, 후두엽, 전두엽으로 확산되는 양상을 나타낸다. 아밀로이드 PET은 알츠하이머병 초기 병리를 시각화하지만, 아밀로이드 축적만으로 반드시 인지기능 저하가 나타나지는 않는다. 반면에 타우 PET은 신경 퇴행과 직접적인 연관이 있으며, 인지기능 저하와 병리 진행 정도를 보다 정확하게 반영한다. 두 영상 기법을 함께 활용하면 알츠하이머병의 진단과 질병 진행 평가에 더 높은 정확도를 제공할 수 있다.

다시 요약하자면, 아밀로이드 PET과 타우 PET은 알츠하이머병과 관련된 병리적 단백질을 시각화하는 강력한 신경 영상

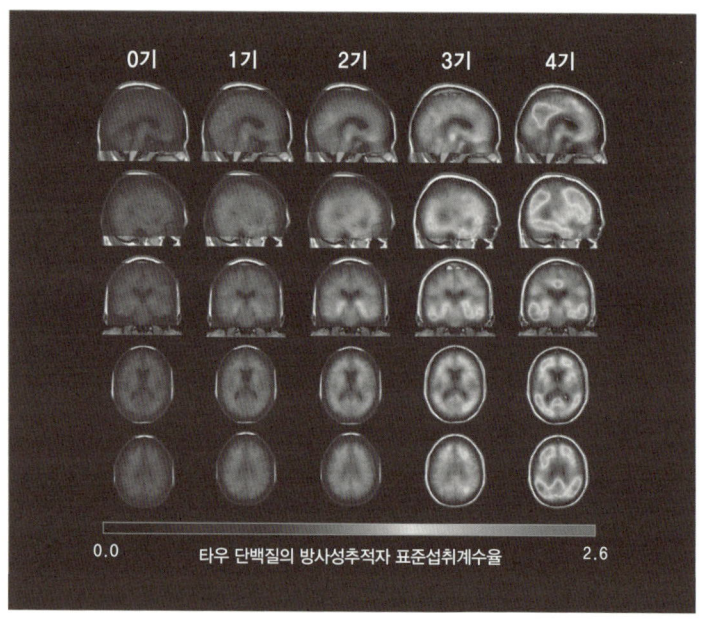

타우 단백질의 PET 뇌 영상 검사 (ⓒNATURE)

기술로서 두 기법을 조합하면 조기진단, 질병 진행 평가, 임상시험에서의 바이오마커 역할 등 다양한 목적으로 활용될 수 있다. 이러한 방사성 추적자를 이용한 뇌 영상 검사는 알츠하이머병 진단의 정확도를 크게 향상시켰다. 과거에는 뇌 부검을 통해서만 알 수 있었던 뇌의 병리학적 변화를 살아 있는 사람의 뇌에서 직접 관찰할 수 있게 된 것으로, 알츠하이머병 연구에 새로운 지평을 열었다.

뇌척수액 검사로 하는 치매 진단

알츠하이머병의 주요 바이오마커는 크게 아밀로이드 PET, 타우 PET, MRI 등 이미징 바이오마커와 뇌척수액 또는 혈액을 이용하는 체액 바이오마커로 구분된다. 특히 뇌척수액 바이오마커는 아밀로이드 베타 축적, 타우 인산화 등 질병의 분자적 병리 과정을 반영하는 중요한 체액 지표로 활용된다.

바이오마커 biomarker 란 생체표지자라는 뜻으로, 생체 내의 정상적이거나 병리적인 과정을 반영하는 객관적인 측정값을 의미한다. 알츠하이머병과 같은 신경퇴행성 질환에서 바이오마커는 질병의 조기진단, 병리 기전의 이해, 질병 진행 모니터링, 치료 효과 평가 등에 활용된다.

뇌척수액은 뇌실 및 척수강을 순환하며 뇌의 항상성을 유지하는 체액으로, 신경퇴행성 질환과 관련된 다양한 단백질과 대사산물이 포함되어 있다. 알츠하이머병 진단을 위해 뇌척수액 검사를 시행하는 경우 척추에서 뇌척수액을 채취한다.

뇌척수액 바이오마커는 뚜렷한 장점이 있기도 하지만 한계가 존재하고 있다. 장점으로는 임상 증상 발현 전에도 병리적 변화를 감지할 수 있으므로 초기 진단이 가능하고 고감도·고특이도를 가지고 있으면서도 PET 스캔 대비 비용이 적으며, 분자 수준에서 병리적 변화를 직접 반영할 수 있다는 점이다. 또한, 비교적 저렴한 비용으로 PET 스캔보다 경제적이며, 진단 접근성이 좋다고 할 수 있다.

뇌척수액을 이용한 진단의 한계로는 요추천자 과정이 필요한 상당히 침습적 검사로 환자가 불편해할 수 있다는 것이다. 또한, 검사 방법 및 샘플 처리 방식에 따라 결과 차이가 발생할 수 있는 표준화 문제가 따른다. 그리고 루이소체 치매나 전두측두엽 치매 등 다른 신경퇴행성 질환에서도 비알츠하이머병성 요인에 의해 뇌척수액 바이오마커의 변화가 나타날 수 있다.

최근에는 뇌척수액 채취의 한계를 극복하기 위해 혈액 기반

	뇌척수액 바이오마커	혈액 바이오마커
장점	고감도, 조기진단 가능	비침습적, 접근성 우수
단점	침습적, 비용 부담	상대적으로 낮은 정확도
검사 대상	병원에서 정밀검사	대규모 선별검사 가능
임상 활용	확진 및 병리 평가	스크리닝 및 보조 진단

바이오마커의 종류와 장단점

바이오마커 연구가 활발히 진행되고 있고 그 장단점은 다음과 같다.

요약하자면, 뇌척수액 바이오마커는 알츠하이머병 조기진단과 병리적 진행을 평가하는 데 중요한 역할을 한다. CSF 검사는 높은 정확도를 가지지만 침습적인 요인 때문에 혈액 바이오마커 연구가 활발히 진행되고 있고 앞으로 CSF 및 혈액 바이오마커와 신경 영상(PET, MRI)을 조합한 다중 바이오마커 접근 방식이 알츠하이머병 진단 및 치료 전략을 더욱 발전시킬 것으로 기대된다. 궁극적으로는 알츠하이머병도 혈액이나 소변, 콧물, 눈물, 머리카락 등으로 쉽게 진단할 수 있는 지표를 만들어보

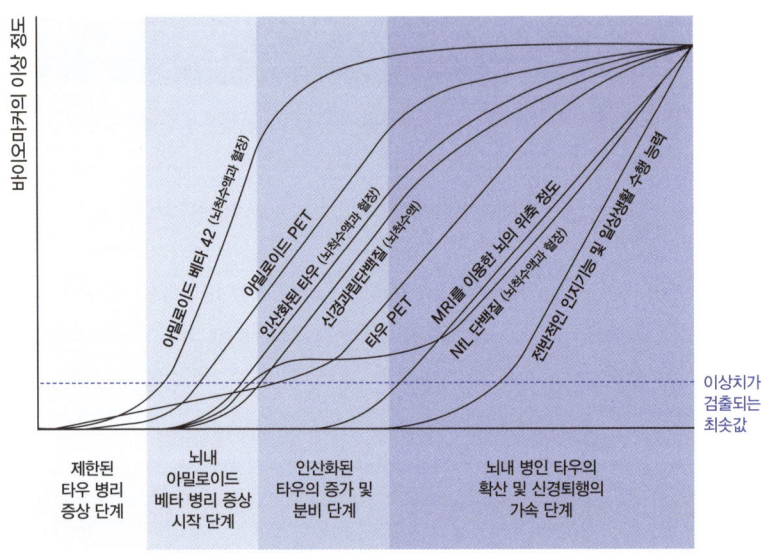

바이오마커 이상 정도에 따른 알츠하이머병 진행 정도

려는 바이오마커 진단 연구에 좋은 발상이 되었고, 관련 연구가 진행 중이다.

위 그림의 알츠하이머병이 우리 몸에서 어떻게 진행되는지, 질병의 진행 단계별로 변화를 알려주는 바이오마커를 살펴보면, 가장 먼저 뇌척수액이나 혈장plasma에서 아밀로이드 베타(Aβ42) 레벨이 증가한다. 이어서 아밀로이드 PET이라는 뇌 영상 검사에서 아밀로이드 베타 물질이 뇌에 쌓인 모습이 보이기 시작한다. 이 두 가지 변화는 뇌 속에 아밀로이드 플라크라는 비정상적인 단백질 덩어리가 쌓이기 시작했다는 것을 의미한다.

아밀로이드가 쌓인 다음에는 타우라는 또 다른 단백질에 이상이 생기기 시작한다. 뇌척수액에서 타우 단백질 변성, 즉 인산화된 타우의 수치가 올라가고, 타우 PET이라는 영상 검사에서도 타우 병리가 관찰된다. 이와 함께 뉴로그라닌Neurogranin이나 신경 손상 정도를 보여주는 NfLNeurofilament Light Chain 같은 단백질들이 뇌척수액이나 혈액에서 높게 관찰되는데, 이들은 뇌 세포 사이의 연결 부위인 시냅스가 손상되고 있다는 것을 알려주는 지표다.

이러한 변화들이 진행되면, MRI 같은 뇌 영상 검사에서 뇌의 구조적인 손상이 나타나기 시작한다. 결국 기억력 등 인지기능이 떨어지기 시작하고, 심지어 일상생활 기능까지 어려워지게 된다. 즉 인지기능 저하가 나타나기 훨씬 전부터 뇌에서는 이미 변화가 시작된다는 것이다. 바이오마커 진단은 인지기능 저하보다 10년~20년을 선행해서 나타나기 때문에 조기진단의 중요성이 강조된다.

그래프의 세로축은 바이오마커의 이상 정도를 나타낸다. 이 수치가 높을수록 해당 바이오마커에 더 큰 이상이 있다는 뜻이다. 가로축은 질병의 진행 단계를 보여주는 것으로, 시간이 지남에 따라 질병이 어떻게 진행되는지를 나타낸다. 점선 수평선은 해당 바이오마커가 정상 범위를 벗어나 질병을 진단하거나 평가하는 데 사용될 수 있는 최소한의 값을 의미한다. 이 선을 넘어서는 값이 나오면, 그 바이오마커가 알츠하이머병 진단이나 진행 평가에 유의미하다는 뜻이다.

조기진단 후,
치매 가속화를 막아라

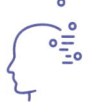

치매 가속화, 인지 기능의 급격한 저하

 치매는 진행성 신경퇴행성 질환이지만, 모든 환자가 동일한 속도로 병이 악화되는 것은 아니다. '치매 가속화'란 신경세포 손상이 급격하게 증가하면서 인지기능 저하, 일상생활 수행 능력 감소, 행동 변화 등이 예상보다 빠르게 진행되는 현상을 의미한다. 이는 개별적인 유전적 요인뿐만 아니라 환경적·생활습관적 요인에 의해 영향을 받을 수 있다. 따라서 조기진단 이후 적극적인 개입을 통해 이 과정을 늦추어야 한다.

치매 가속화를 막기 위해서는 조기진단 이후 약물 치료와 맞춤형 의료 관리가 필수적이다. 현재 사용되는 약물 치료는 주로 증상 완화에 초점을 맞추고 있는데, 콜린에스터레이스 억제제(도네페질, 리바스티그민, 갈란타민)는 뇌 속 아세틸콜린 분해를 억제하여 기억력 개선 효과를 나타내며, NMDA 수용체 길항제(메만틴)는 신경독성을 줄여 인지기능 보호에 기여하여 주로 중증 환자에게 사용된다. 최근에는 아밀로이드 베타 제거를 통해 질병 진행 자체를 늦추는 항체 치료제(레카네맙, 도나네맙 등)가 개발되어 환자 상태에 따라 고려될 수 있는 유일한 원인치료제로 주목받고 있다. 이와 더불어 고혈압, 당뇨, 고지혈증, 비만과 같은 동반된 만성질환들이 치매 진행을 가속할 수 있으므로, 이에 대한 꾸준하고 체계적인 관리가 필요하다.

치매 진행을 효과적으로 관리하기 위해서는 정기적으로 신경과를 방문하여 질병의 진행 정도를 꾸준히 점검하고, 혈압, 혈당, 콜레스테롤 수치를 지속적으로 관리해야 한다. 또한 복용하는 약물에 부작용은 없는지 주기적인 모니터링을 통해 안전하게 치료를 이어나가야 한다.

의외로 간단한 방법으로
치매 진행을 멈출 수 있다

개인 차원에서 치매 진행을 늦추기 위한 효과적인 전략들은 뇌 건강을 다각도로 증진시키는 데 초점을 맞춘다. 먼저 뇌의 변화 가능성, 즉 두뇌 가소성을 활용하여 독서, 학습, 새로운 기술 습득 등 인지 자극 활동을 꾸준히 실천하는 것은 뇌 신경망 연결을 강화하고 인지기능을 유지하는 데 도움을 준다. 또한 규칙적인 운동은 뇌 혈류를 증가시키고 신경세포 생성을 촉진하여 치매 진행을 늦출 수 있으며, 항산화 및 항염증 효과가 있는 건강한 식단을 유지하는 것은 뇌세포 손상을 줄이고 뇌 노화를 늦출 수 있다.

더불어 양질의 수면을 취하고 스트레스를 효과적으로 관리하는 것 또한 치매 가속화를 막을 수 있다. 깊은 수면은 뇌 속 노폐물 제거를 돕고, 만성 스트레스는 뇌기능 저하를 유발할 수 있기 때문이다. 마지막으로 장 건강과 장내 마이크로바이옴을 건강하게 관리하는 것은 뇌 건강과 밀접하게 연결되어 있어, 건강한 장 환경을 유지하는 것이 인지기능 저하를 늦추는 데 도움이 된다.

조기진단 이후 적극적인 개입을 통해 치매 진행을 늦출 수 있다. 약물 치료뿐만 아니라 인지 자극, 운동, 영양, 수면, 장 건강 관리 등 다양한 요소를 종합적으로 고려해야 한다. 치매 가속화는 피할 수 없는 운명이 아니라, 적절한 관리와 실천을 통해 조절할 수 있는 과정이다. 조기에 진단된 만큼, 더 나은 삶의 질을 유지할 수 있도록 지속적인 노력과 맞춤형 전략이 필요하며 전문가와의 상의를 통해 맞춤형 관리 전략을 수립한다면 더욱 효과적일 것이다.

FINGER 프로그램, 손가락으로 막는 치매 가속화

스웨덴의 FINGER_{Finnish Geriatric Intervention Study to Prevent Cognitive Impairment and Disability} 프로그램은 알츠하이머병의 조기 진단 및 예방에 관한 중요한 연구로 알려져 있다. 이 프로그램은 다각적인 생활 습관 개입을 통해 인지기능 저하를 늦추고 치매 발생 위험을 감소시키는 것을 목표로 한다. FINGER 프로그램은 인지기능이 약간 저하되었지만 독립적인 생활이 가능한 노인들을 대상으로 진행되었다.[5]

본 프로그램을 자세히 살펴본다면, 참가자들은 건강한 식단, 규칙적인 신체 활동, 인지훈련, 사회적 활동, 심혈관 위험 요인

핑거 프로그램	
인지 학습 능력 강화	뇌를 자극하고 인지기능을 향상시키는 다양한 활동
혈관 관리	혈압 관리, 콜레스테롤 조절 등 혈관 건강을 위한 노력
운동 관리	규칙적인 운동을 통해 뇌 건강 증진
영양 관리	뇌 건강에 좋은 음식을 섭취하고 건강한 식습관 형성
동기 부여	프로그램에 대한 참여와 사회 활동을 높이고 지속적인 실천 유도

알츠하이머병을 예방하는 '핑거 프로그램'

관리 등 다양한 생활 습관 개선 프로그램에 참여하였고, 2년간의 개입 후, 참가자들은 인지기능의 전반적인 향상과 함께 치매 발생 위험이 유의미하게 감소하는 결과를 보였다.

FINGER 프로그램의 성공 이후, 전 세계적으로 유사한 다영역 생활 습관 개입 연구가 활발히 진행되고 있다. 한국에서도 FINGER 프로그램을 기반으로 한 다양한 프로그램이 개발되어 치매 예방 효과를 검증하였다. 그 한 예로 슈퍼브레인이라는 한국형 FINGER 프로그램이 2019년 5월부터 2020년 2월까지 60~79세 노인 152명을 대상으로 연구를 진행하였다.

슈퍼브레인 프로그램은 기관형과 재가형으로 나누어 진행되었으며, 동기 강화 상담, 가족이나 친구의 응원 메시지, 자율적 보상 등으로 구성된 동기유발 프로그램을 포함하여 참여자의 높은 순응도를 유도했다. 크게는 인지 개선 정도, 스트레스 및 뇌 건강지표 개선, 그리고 기타 건강지표개선 척도를 평가하여 그 결과를 확인했다.

인지 능력 측정검사인 RBANS Repeatable Battery for the Assessment of Neuropsychological Status 점수에서 프로그램에 참여하지 않은 노인들의 점수는 하락한 반면, 기관형과 재가형에 참여한 노인들의 점수는 약 5점 향상되었다. 스트레스 및 뇌 건강지표 개선의 경우는, 스트레스 유발 물질인 코르티솔 cortisol 분비가 감소하였으며, 뇌세포 활성화에 관여하는 뇌신경 생장인자 BDNF 수치가 기관형 참여자들에게서 눈에 띄게 증가하였다. 기타 건강지표 개선의 측정은 혈압, 지방, 우울증 감소 및 삶의 질 향상 등 전반적인 건강지표에서 프로그램 참여군이 더 나은 결과를 보였다.

이러한 결과는 다영역 생활 습관 개입 프로그램이 치매 예방에 효과적임을 시사하며, 한국형 프로그램의 개발과 적용이 중요함을 보여준다. 이러한 각 나라에서의 후속 연구들은

FINGER 프로그램의 효과를 다양한 인구 집단과 문화적 배경에서 검증하고, 각 지역에 맞는 맞춤형 치매 예방 프로그램 개발에 기여하고 있다.

2017년에 시작된 이 프로그램은 현재 70개국 이상의 연구팀이 참여하고 있으며, 국가별로 맞춤형 중재 방안을 개발하여 적용하고 있다. WW-FINGERS 프로그램은 핀란드에서 진행된 FINGER 연구를 기반으로 한다.

WW-FINGERS 프로그램의 다섯 가지 주요 요소는 건강한 식습관을 위한 영양 상담, 체력 증진을 위한 규칙적인 신체 활동, 기억력, 주의력, 실행 기능 향상을 목표로 하는 인지훈련, 사회적 고립을 막고 교류를 활성화하는 사회적 활동, 그리고 고혈압, 당뇨, 비만과 같은 혈관 위험 요인 관리로 구성되어 있다.

이러한 구성 요소는 각 국가의 문화적, 지리적, 경제적 상황에 맞게 조정되어 적용된다.

WW-FINGERS 네트워크 내에서 진행된 여러 연구들은 다중 도메인 생활 습관 중재의 효과를 검증하기 위해 다양한 연구를 수행하고 있다. WW-FINGERS 프로그램의 성공적인 모델을 기반으로, 싱가포르의 SINGER 연구는 아시아 노인 커뮤니티에서도 해당 중재 방식이 효과적으로 수용될 수 있음을 보여주었으며, 미국의 U.S. POINTER 연구는 북미 지역의 2,000명 이상 성인을 대상으로 대규모 다기관 임상시험을 진행하여 FINGER 모델의 광범위한 적용 가능성을 평가하고 있다.

이러한 연구들은 다중 도메인 생활 습관 중재가 다양한 문화적, 지리적 배경을 가진 인구에서 인지기능 저하를 예방하는 데 효과적일 수 있음을 시사한다. 그러나 각 연구의 최종 결과는 연구가 완료된 후에 종합적으로 분석되어야 하며, 이는 향후 치매 예방 전략 수립에 중요한 근거를 제공할 것이다.

이처럼 알츠하이머병의 조기진단 이후에는 의료 전문가와 협력하여 영양, 운동, 인지 자극, 사회적 교류, 만성질환 관리 등 다양한 요소를 포함한 통합적인 관리 계획을 수립하는 등 이러한 다각적인 접근은 질병의 진행을 늦추고 환자의 삶의 질을 향상시키는 데 큰 도움이 될 것이다.

||||||||||||||||||||||||||||||||||||||||||||| 건강별책 |||||||||||||||||||||||||||||||||||||||||||||

치매 가속화를 막는
생활 습관 만들기

|||||||||||||||||||||||||||||||||||||||||||||||||||||||||||||||||||||||||||||||||||||||||||||

치매 예방을 위한 데일리 체크리스트

1. **규칙적인 신체 활동**
   - ☐ 일주일에 최소 3회, 30분 이상 유산소 운동. 걷기, 자전거 타기, 수영 등이 포함
   - ☐ 근력 강화 운동을 주 2회 이상 추가하여 근육량을 유지

2. **균형 잡힌 식단 유지**
   - ☐ 한국식 지중해식 식단을 실천: 신선한 과일, 채소, 통곡물, 생선, 올리브오일 등을 섭취
   - ☐ 염분과 가공식품 섭취를 줄이고, 인스턴트 음식은 피한다.

3. **지속적인 두뇌 활동**
   - ☐ 매일 독서, 퍼즐 풀기, 악기 연주 등 뇌를 자극하는 활동
   - ☐ 새로운 것을 배우거나 경험하여 뇌의 활동성을 높이자

4. **사회적 교류 강화**
   - ☐ 가족, 친구와 정기적으로 대화하고 만남을 가지자
   - ☐ 지역사회 활동이나 자원봉사에 참여하여 사회적 유대감을 유지하자

5. 금연 및 절주
- [ ] 흡연자는 즉시 금연을 시작하여야 한다.
- [ ] 음주는 적당히 하며, 과음을 피한다.

6. 정기적인 건강검진
- [ ] 혈압, 혈당, 콜레스테롤 수치를 정기적으로 확인
- [ ] 60세 이상은 근처 보건소나 치매안심센터에서 실시하는 간단한 치매 조기 검진을 받아 인지기능 변화를 모니터링하자

7. 스트레스 관리 및 충분한 수면
- [ ] 명상, 요가 등으로 스트레스를 관리하자
- [ ] 하루 7~8시간의 충분한 수면을 취하자

8. 뇌손상 예방
- [ ] 운동 시 보호 장비를 착용하여 머리 부상을 방지하자
- [ ] 낙상 위험이 있는 환경을 정리하여 사고를 예방하자

이러한 생활 습관의 개선은 치매의 예방은 물론 치매로 진단되었다 하더라도 진행을 늦추는 데 도움이 된다. 일상에서 꾸준히 실천하여 건강한 뇌를 유지하기를 바란다.

조기진단 기술,
어디까지 이뤄졌나

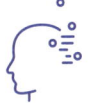

조기진단 방법의
오늘과 미래

2018년 미국 보건성 NIH 산하의 국립 노화 연구소 NIA라는 곳에서 알츠하이머병의 정의를 발표했다. 알츠하이머병은 신경병리학적 변화의 집합체이며, 임상 증상, 그러니까 기억력이 나빠진 것으로 진단하는 게 아니라 생체 내 바이오마커를 통해 진단하고, 돌아가신 경우는 사후 검사를 통해서 진단한다고 정의한 것이다. 따라서 인지기능이 나빠지는 증상 없이도 알츠하이머병으로 진단할 수 있다.

우리 실험실에서 2018년도부터 2020년도까지 진행한 연구 결과를 잠시 살펴보겠다. 인지기능에 따라 정상군, 경도인지장애군, 알츠하이머성 환자군, 세 그룹으로 구분하여 아밀로이드 PET을 찍었다. 아밀로이드 PET를 분석하다가, 처음에는 영상을 잘못 찍은 줄 알 정도로 충격적인 결과가 나왔다. 정상군의 20%의 뇌에 아밀로이드 베타가 쌓여 있는 것이었다. 영상 이상이나 진단 실수 등을 의심하기도 하면서 재검사를 하기도 했는데, 놀랍게도 인지기능이 정상인 사람들의 뇌에도 아밀로이드 베타가 쌓여 있는 경우가 많다는 사실이 밝혀졌다.

다른 나라에서도 우리 실험과 같은 결과들이 계속 발표되기 시작했다. 인지기능 정상군의 20%는 알고 보니까 알츠하이머 환자였다는 외국 보고들은 우리 데이터와도 정확하게 일치했다. 알츠하이머병이 인지기능 저하가 나타나기 훨씬 전부터 뇌에서 병리적인 변화가 시작되고 있다는 의미였다.

기억력이 안 좋아진 것 같다, 건망증인지 뭔가 이상하다 등 경도인지장애 증상이 나타나기 시작하면서부터 병원을 찾는 경우가 많은데, 경도인지장애 환자 중에는 알츠하이머병뿐만 아니라 다양한 원인에 의한 인지장애가 나타날 수 있다. 임상 보고들을 종합해보면 절반 정도가 알츠하이머성 경도인지장애이고 절반은 혈관성 치매, 루이소체 치매, 알코올성 치매 등 다른 원인에 의한 경도인지장애이다. 이를 정확하게 진단하고 원인에 따라 맞춤형 치료를 제공하는 것이 매우 중요하므로 아밀로이드 PET을 권하고 있는데, 비용이 너무 올라가기 때문에 임상 현장에서는 혈액 등으로 쉽게 구분할 수 있는 마커가 빨리 나오기를 바라고 있다.

'치매 해방'을 이끌어가는 대한민국 연구팀

우리 연구팀은 알츠하이머병 환자에게 특이적으로 나타나는 단백질을 발견하고, 이를 기반으로 혈액검사 키트를 개발해 혈액검사만으로 뇌에 아밀로이드가 얼마만큼 쌓여 있는지를 예측할 수 있도록 제작과 연구를 진행하고 있다. 또한, 2021년 6월에 아듀카뉴맙(엘라이 릴리와 바이오젠 공동개발)이라는 세계 최초 알츠하이머병 원인치료제가 미국 FDA 승인을 받고 출시되었는데 인지기능 개선 효과는 27% 정도 나타나서 좋은 것이지만 뇌부종과 같은 많은 부작용이 보고되면서 실제 임상에서 쓰는 것이 어렵게 되었다.

현재 임상 현장에서 처방이 되고 있는 레카네맙의 경우에도 인지기능 개선 효과는 35% 정도 되지만 역시 뇌부종의 부작용 위험은 현존하고 있다. 이것을 미리 혈액검사나 MRI 검사로 가려낼 수 있다면 부작용을 최소화하면서 치료제의 효과를 극대화할 수 있을 것으로 기대된다. 현재의 연구는 혈액의 다양한 면역 마커들을 조사하여 면역 마커들의 변화가 알츠하이머병의 조기진단뿐만이 아니라 항체 치료제 치료 시 나타날 수 있는 부작용도 예측할 수 있는지를 살펴보고자 하고 있다.

이렇게 알츠하이머 조기 예측이 가능한 체외 진단 키트가 개발되어 실용화되고 손쉽게 사용될 수 있다면 너무나 좋을 것 같다는 생각이 든다. 앞으로 뇌파 검사, 망막 검사, 소변 검사 등 다양한 비침습적 방법을 통해 알츠하이머병을 조기에 진단하려는 연구가 더욱 활발하게 진행될 것이다. 이러한 노력을 통해 알츠하이머병을 조기에 발견하고 치료함으로써 알츠하이머병의 진행을 늦추고 치료 효과를 높일 수 있기를 기대해본다.

치매 해방 The End of Alzheimer's

3장

치료

: 치매에 지지 않는 뇌를
 만들어라

The End of Alzheimer's

치매 해방 The End of Alzheimer's

알츠하이머병은
완치될 수 있을까?

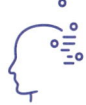

**알츠하이머병은
불치병?**

    2장에서는 치매를 막기 위해 알츠하이머병의 조기진단이 중요한 이유에 관해 살펴보았다. 3장에서는 조기진단을 했을 때 어떤 치료가 있고 어떻게 예방하는지에 관한 의문을 하나씩 풀어보도록 하겠다.

    알츠하이머병의 원인에 치료제가 있을까? 알츠하이머병은 치료가 가능할까?

    알츠하이머병은 뇌세포가 점점 죽어가면서 기억력, 사고력,

인지기능이 저하되는 질환이다. 원인은 완전히 밝혀지지 않았지만, 앞서 설명한 것처럼 크게 세 가지 요인이 중요한 역할을 하는 것으로 알려져 있다. 뇌에 아밀로이드 베타 단백질이 축적되어 플라크를 형성, 신경 신호 전달을 방해하고 뇌세포를 손상시키는 것이다. 또한 타우 단백질이 비정상적으로 엉켜 신경섬유다발을 형성하여 신경세포 기능을 저하시키는 현상이 나타난다. 뇌의 면역 반응이 과도하게 활성화되어 오히려 뇌세포 손상을 심화시키는 염증 반응이 특징적으로 나타난다.

지금까지 알츠하이머병 치료는 주로 증상을 완화하는 데 초점이 맞춰져 있었지만, 최근에는 병의 근본적인 원인을 해결하려는 연구가 활발히 진행되고 있다. 아밀로이드 베타를 제거하는 치료제, 타우 단백질이 변형되는 것을 막거나 이미 엉킨 단백질을 분해하는 치료제 등이 개발 중이다. 또한 미세아교세포의 기능을 조절하여 뇌의 과도한 염증 반응을 억제하는 치료도 연구 중이며 면역세포를 통해 뇌를 보호하는 방식도 실험 단계에 있다. 특정 유전자를 조작해 병을 예방하거나 진행을 늦추는 연구가 진행되고 있다. 앞서 설명했던 APOE4 유전자가 있는 사람은 알츠하이머병 위험이 큰데, 이를 조절하는 방법이 연구되고 있다.

치매 치료제, 무엇이 가능하고 무엇이 필요한가

현재 개발된 치료법들은 완치를 목표로 하기보다는 병의 진행 속도를 늦추는 데 초점이 맞춰져 있다. 하지만 유전자치료, 면역치료, 단백질 조절 기술이 발전하면서 앞으로 10~20년 내에 보다 근본적인 치료법이 나올 가능성이 높다. 완전한 치료까지는 시간이 더 필요하지만, 조기 발견과 맞춤형 치료가 발전하면 알츠하이머병의 영향을 크게 줄일 수 있을 것으로 기대된다.

기존에는 근원적 치료제가 없었기 때문에 대증 치료를 통해 병의 진행 속도를 늦추기만 할 수 있었다. 대증 치료에 쓰는 증상완화제란 예를 들어 인지기능이 저하됐다면 인지기능을 살짝 높여주는 약, 수면장애가 심하다면 수면을 도와주는 약, 우울증이 동반되므로 우울 증상에 대한 완화제 등 증상을 완화해주는 약이다. 이러한 약들은 근본적인 치료는 되지 않기 때문에, 발병 초기에 6개월에서 1년 정도는 효과가 있지만 알츠하이머병이 진전되면 효과를 보지 못하는 상황이었다.

FDA 승인을 받은 대표적인 알츠하이머병 증상완화제는 도네페질, 리바스티그민, 타크린 등이다. 이들은 아세틸콜린에스터레이즈 억제제로, 뇌 속 신경전달물질인 아세틸콜린의 분해를 억제하여 기억력과 학습 능력을 일시적으로 개선하는 효과가 있다. 하지만 병이 진행됨에 따라 신경세포가 파괴되어 아세틸콜린을 수용할 수 있는 세포가 줄어들면 약효가 감소하게 된다.

신경세포 2개가 모여 시냅스라는 것을 형성하는데, 신경전달물질이 신경세포 사이를 왔다 갔다 하면서 기억과 학습을 도와준다. 신경전달물질 중에서도 아세틸콜린이라는 신경전달물질이 인지기능 강화에 상당히 중요한 역할을 하는데, 아세틸콜린에스터레이즈는 아세틸콜린을 분해하는 효소이다. 아세틸콜린에스터레이즈 억제제는 아세틸콜린에스터레이즈의 활성을 억제하여 시냅스 내 아세틸콜린의 농도를 증가시키고, 이를 통해 신경전달을 원활하게 하고 인지기능을 개선하는 효과를 나타낸다.

'알츠하이머병 병리 과정에서 아세틸콜린 신경전달물질이 부족이 인지기능 저하와 밀접한 관련이 있다'는 기전에 근거해서 만든 것인데, 알츠하이머병이 점점 진행되면 신경세포가 죽는다. 신경세포가 죽어서 사라진 상황에서는 증상을 완화하려고 아세틸콜린을 붙잡아둬도 아세틸콜린을 다시 받아들일 수가 없기 때문에 이 약은 알츠하이머병의 초기 환자에게만 효과가 있고 뒤로 갈수록 큰 효과를 볼 수 없게 된다. 그래서 알츠하이머병이 진행될수록 감소 폭을 모두 회복시키는 것은 불가능한 것이 증상완화제의 단점이다.

아두카누맙, 아밀로이드 가설에 기반한 최초의 원인 치료제

알츠하이머병의 큰 특징 중 하나는 뇌에 아밀로이드 베타 단백질이라는 독성물질이 쌓여 플라크를 형성하고, 타우 단백질이 엉켜 신경섬유 엉킴을 만든다는 것이다. 이러한 변화는 신경세포를 손상시키고, 뇌기능을 저하시켜 기억력 감퇴, 언어능력 감소 등 다양한 증상을 유발한다.

1992년, 영국의 존 하디 John Hardy 교수는 〈사이언스〉지에 아밀로이드 캐스케이드 가설을 제시했다. 이 가설은 아밀로이드 베타 단백질이 뇌에 쌓이면서 연쇄 반응을 일으켜 결국 알츠하이머병을 유발한다는 내용을 담고 있다. '아밀로이드 베타가 뭉치면서 점점 문제를 일으키고 결국 뇌 안에 돌덩이 같은 아밀로이드 플라크를 만든다. 플라크에 의해 타우가 과인산화되면서 신경섬유 엉킴 같은 실타래를 만들어서 산화스트레스를 일으키고, 면역 반응도 과다하게 일으키며, 미토콘드리아와 시냅스에 이상이 생기며 결국은 신경세포 사멸을 이루게 된다'는 가설이다. 이 가설을 통해 '아밀로이드가 알츠하이머병의 원인이 된다'라는 것을 주장하기 시작했다.

다른 여러 연구도 진행되고 있지만 이 가설이 가장 먼저 주장되고 연구도 많이 됐기 때문에 2023년도에 처음으로 개발된 알츠하이머병 치료제는 아밀로이드를 표적으로 삼았다. 아두카누맙이라는 새로운 치료제가 등장한 것이다. 아두카누맙은 뇌에 쌓인 아밀로이드 베타 플라크를 제거하여 질병 진행을 늦추는 것을 목표로 한 약이다.

아두카누맙은 항체 기반 치료제로, 면역 시스템을 이용해 아밀로이드 플라크를 제거한다. 아밀로이드 베타를 표적으로 하는 단일 항체로, 뇌에 침착된 아밀로이드 플라크에 결합하여 면역세포의 역할을 하는 미세아교세포를 활성화한다. 활성화된 미세아교세포가 아밀로이드 플라크를 제거하여 뇌세포 손상을 줄이는 역할을 한다. 기본적으로 면역치료Immunotherapy 방식이며, 자가면역 반응을 유도하지 않도록 인체 친화적인 항체로 설계되었다.

아두카누맙의 핵심적인 효과는 아밀로이드 플라크 감소다. 임상 연구에서 고용량 투여군에서 뇌 내 아밀로이드 플라크가 감소하는 것이 확인되었으며 PET 스캔을 통해서도 플라크가

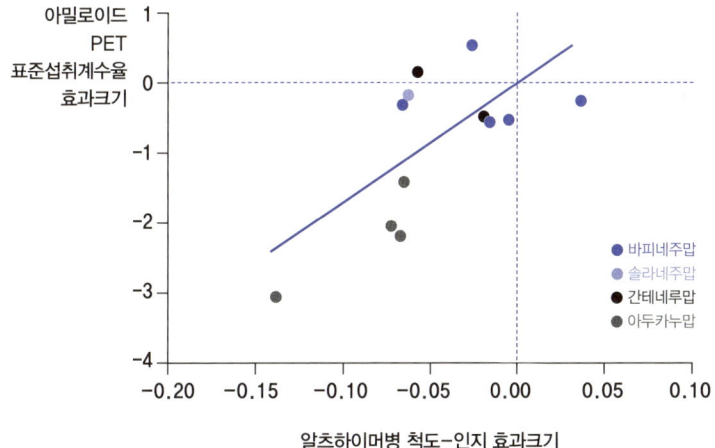

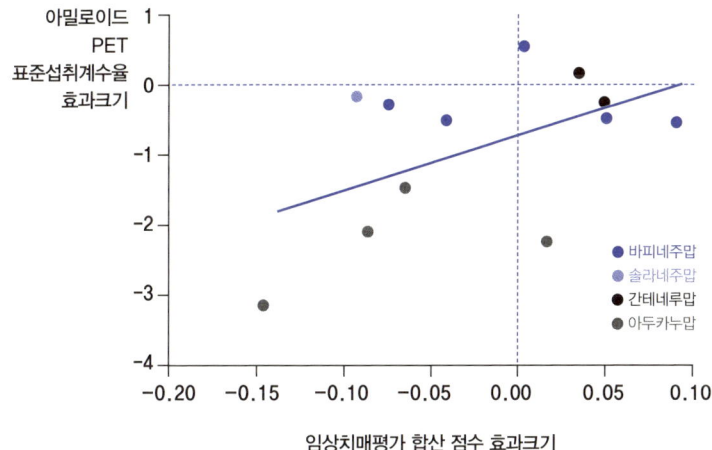

뇌 내 아밀로이드 감소 수준과 인지기능 회복의 상관관계 (ⓒScience Direct)[6]

감소하는 영상을 확인할 수 있었다.

이처럼 아두카누맙의 임상시험 결과, 뇌 속 아밀로이드 베타 양이 감소하고, 일부 환자에서 인지기능이 개선되는 효과가 나타났다. 아밀로이드 베타가 알츠하이머 발병에 중요한 역할을 한다는 아밀로이드 캐스케이드 가설을 뒷받침하는 결과였다.

왼쪽 그래프의 y축이 아밀로이드 베타가 뇌에 얼마만큼 쌓여 있는지 하는 양을 나타내고, x축은 얼마만큼 인지기능이 감소하는지를 보여주는데, 아밀로이드 베타의 양이 증가할수록 인지기능이 감소하는 것을 알 수 있다. 아두카누맙으로 아밀로이드 베타를 제거하자 인지기능이 어느 정도 회복되는 경향이 관찰되었다. 아두카누맙의 개발은 아밀로이드 가설의 유효성을 확인해주었다.

2021년 6월 7일, 세계 최초로 알츠하이머병 원인치료제 아두카누맙Aducanumab이 미국 FDA 승인을 받았다. 약물명으로는 아두헬름Aduhelm, 미국 바이오젠사와 일본의 에자이가 합작으로 최초의 알츠하이머병 원인치료제를 개발한 것이다. 승인을 받을 때도 논란이 많았다. 위약 투여 그룹 대비 인지기능 저하를 22% 정도 막아주기 때문에, 22%가 정말 효과가 있다고 볼 수 있는지에 대한 논란이었다.

그런데도 뇌 안에 아밀로이드를 70% 이상 없애주었기 때문에 이 약물이 효과가 있다고 생각하면서 승인을 해주게 된 것이다. 하지만 이후 아두카누맙은 몇 가지 부작용을 보였다. 가장 큰 부작용은 아밀로이드 관련 영상 이상Amyloid-Related Imaging Abnormalities, ARIA으로, 뇌부종과 뇌출혈 증상을 포함한다. 임상시험에서 투여 환자의 약 40%에서 ARIA가 발생했으며, 대부분은 무증상이었으나 일부에서는 두통, 어지러움, 혼란, 발작 등의 증상이 나타났다. MRI 검사로 꾸준한 모니터링이 필요하며, 증상이 심하면 약물 투여를 중단해야 한다.

또한, 면역 반응이 활성화되면서 일부 환자에서 두통이나 어지러움이 보고되었다. 혈관벽이 약해져 뇌 미세 출혈이 발생하거나 면역계 반응으로 인한 발열, 오한, 혈압 변화 등의 부작용이 발생할 수도 있다. 이러한 이유들로 현재 바이오젠에서는 아두카누맙의 출시를 중단하였고 시장에서는 더 이상 아두카누맙을 처방할 수 없다. 이 약은 현재는 쓰지 않고 있다.

그러나 아두카누맙의 출시는 알츠하이머병의 원인치료제 개발이 더 가속화되는 계기가 되었다. 신약을 승인하려면 기존의 약보다 몇 퍼센트 더 효과가 좋다는 기준이 있어야 승인을 받을 수 있는데, 알츠하이머병의 원인치료제는 비교 그룹이 없기 때문에 참 어려운 타깃이었다. 제약회사들은 실패율이 높은 데에 많은 돈을 투자할 수 없다고 생각해서 임상시험도 점점 줄어들고 알츠하이머병의 원인치료제는 요원하다고 하던 찰나에, 부작용도 있고 인지기능 저하를 감소시키는 효과도 적지만 FDA에서 전향적으로 승인해줌으로 인해 다음 알츠하이머병의 원인치료제가 계속 개발될 수 있는 근간이 마련된 것이다.

완전한 치매 해방:
약물에서 디지털 치료제까지

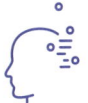

아두카누맙 이후의 치료제, '레켐비'와 '키순라'

2023년 7월, 최초의 알츠하이머병 원인치료제 아두카누맙이 등장한 지 2년 후, 두 번째 알츠하이머병 원인치료제가 나왔다. 레카네맙Lecanemab이라는 성분으로 만든 레켐비Leqembi라는 약이다. 레켐비는 아두카누맙과 마찬가지로 미국 바이오젠과 일본 에자이가 공동 개발한 약물로, 2023년 7월 미국 FDA의 정식 승인을 받은 후, 2023년 11월 일본에서도 승인을 받았고, 한국에서는 2024년 5월 25일에 식약처의 승인을 받아서 한국에도 들어올 길이 열렸다. 유럽, 중국, 브라질 등에서 속속 허가를 신청하고 있다.

레켐비는 아밀로이드 베타 단백질을 제거하는 항체 치료제로, 알츠하이머병의 진행을 늦추는 것을 목표로 한다. 단일 항체 치료제로, 아밀로이드 베타 응집체에 선택적으로 결합하여 제거하는 방식으로 작용한다. 기존 치료제 아두카누맙은 아밀로이드 플라크에 직접 작용하는 반면, 레카네맙은 플라크 형성 이전 단계인 올리고머와 원섬유(protofibrils)를 표적으로 하여 병의 조기 단계에서 더 효과적일 가능성이 있다. 이 과정을 통해 신경세포 손상을 줄이고, 알츠하이머병 진행 속도를 늦추는 역할을 한다.

레켐비는 아두카누맙보다 조금 더 인지기능 저하를 막아준다. 인지기능 저하를 27% 정도 감소시키고, 뇌 속 아밀로이드 베타를 70%까지 감소시키는 효과를 보인다. 부작용 중 하나인 뇌부종 발생률도 35%에서 12%로 크게 줄었다. 바이오젠과 에자이는 2026년까지 레켐비의 투약 대상 환자가 10만 명 정도 될 것으로 생각하고 있고, 2030년까지 70억 달러의 매출을 기대하고 있다.

레카네맙은 알츠하이머병 진행을 늦추는 첫 번째 정식 승인 항체 치료제로, 조기 단계 환자들에게 아밀로이드 베타 응집체를 제거함으로써 치료 효과를 제공한다. 그러나 완치가 아닌 진행 속도 완화에 초점이 맞춰져 있으며, ARIA 등의 부작용과 높은 치료 비용이 단점으로 지적된다. 더불어 레켐비가 모든 환자에게 효과적인 것은 아니다. 다양한 연구 결과 성별에 따른 효과 차이, 유전적 요인, 연령, 인종에 따른 제한점이 드러났다.

레켐비는 여성에게는 효과가 미미했다. 또한 APOE4 유전자를 가진 환자에게는 효과가 작았다. 젊은 환자에게는 효과가 낮게 나타났고, 아시아인에게도 효과가 낮았다. 그러니까 여성이고 아시아인이고 연령이 낮다고 할 수는 없지만 전체 치매 환자를 비교적 낮은 연령인 나와 같은 사람에게는 효과가 없는 것이다. 게다가 알츠하이머병 환자의 3분의 2를 차지하는 여성에게 효과가 없다는 데이터에 바이오젠과 에자이는 곤혹스러워했다.

레켐비의 등장은 알츠하이머병 치료에 새로운 가능성을 열었지만 아직 해결해야 할 과제들이 많이 남아 있다. 하지만 새로운 치료제의 개발은 많은 환자들에게 희망을 주고 있다.

2024년 7월, 드디어 세 번째 원인치료제가 나왔다. 도나네맙Donanemab을 성분으로 하는 키순라Kisunla는 일라이릴리에서 개발한 세 번째 알츠하이머병 치료제이다. 기존 약물들과 마찬가

	아두카누맙 (아두헬름)	레카네맙 (레켐비)	도나네맙 (키순라)
승인 여부	21년 미국 가속 승인, 유럽 승인 실패 24년 생산·판매 중단	23년 미국, 일본 승인 24년 중국, 한국 승인	24년 미국 승인
개발사	바이오젠	에자이, 바이오젠	일라이 릴리
인지기능 저하 감소 효과	22%	27%	35%
투여 경로	정맥주사	정맥주사	정맥주사
항원 인식 부위	응집된 아밀로이드 베타	아밀로이드 베타의 원시섬유	아밀로이드 플라크
치료제 타입	항체치료제	항체치료제	항체치료제
ARIA-E 비율 ARIA-H 비율	35.0% 33.7%	12.6% 14.0%	26.7% 30.5%

알츠하이머 치료제 승인 현황

지로 뇌 속 아밀로이드 베타를 제거하여 질병 진행을 늦추는 것을 목표로 하는 약이다.

   도나네맙은 알츠하이머병의 특징적인 병리 현상인 아밀로이드 플라크에 직접 결합하여 제거하는 모노클로날 항체 치료제다. 특정 형태의 아밀로이드 베타 변형 단백질에 선택적으로 작용하여 뇌 속 면역세포를 활성화시키고 플라크 제거를 유도한다. 기존 레카네맙이 주로 올리고머 및 원섬유를 제거하는 것과 차별화되는 빠른 플라크 감소 효과를 나타낸다. 플라크가 일정 수준 이하로 줄어들면 투여를 중단할 수 있다는 장점을 통해 환자의 비용 부담을 줄이고 편의성을 높일 수 있을 것으로 기대된다.

기존 약은 2주에 한 번씩 정맥 주사를 맞아야 했는데, 투여 간격이 길어져 4주에 한 번만 정맥 주사를 맞으면 되기 때문에 더 간편해졌다고 할 수 있다. 위약 대비 인지기능 저하를 35%까지 감소시키는 등 더욱 향상된 효과를 보여주고 있다. 또한, 아밀로이드 플라크를 84%까지 감소시키는 효과가 있어, 알츠하이머병 치료에 대한 새로운 가능성을 열었다.

다만 키순라 역시 단점이 존재한다. 치료 효과는 주로 질병 초기 단계 환자에게 국한되며, 이미 진행된 병변에 대해서는 효과가 미미하고 완치가 아닌 질병 진행을 늦추는 데 그친다. 또한 아밀로이드 관련 영상 이상 ARIA라는 뇌부종 및 미세 출혈 부작용 발생 위험이 레카네맙보다 크게 나타나며, 특히 APOE4 유전자 보유자에게서는 이러한 부작용 위험이 더욱 증가하여 치료 전 유전자 검사와 MRI 모니터링이 필수적이다.

더욱이 키순라는 알츠하이머병의 복합적인 병리 기전 중 하나인 아밀로이드 베타에만 직접적인 효과를 나타내며, 타우 단백질 엉킴이나 신경 염증과 같은 다른 주요 병리 요소에는 영향을 미치지 못한다는 한계가 있다. 따라서 향후에는 도나네맙과 함께 타우 단백질 및 염증을 조절하는 병용 치료법 개발이 필요할 것으로 예상된다.

알츠하이머병 치료제들에게 남은 과제

최근 레카네맙과 도나네맙 같은 항체 치료제의 등장으로 알츠하이머병 치료 분야에 큰 진전을 가져왔지만, 아직 완벽한 '치매 해방'으로 나아가기 위해서는 넘어야 할 산들이 많다. 현재 치료제들은 안타깝게도 병의 진행 속도를 늦추는 수준에 머물러 있으며, 손상된 뇌기능을 완전히 되돌리거나 질병 자체를 예방하는 데에는 아직 상당한 연구와 노력이 더 필요한 실정이다.

중요한 과제 중 하나는 치료 효과의 한계를 극복하는 것이다. 현재 약물들은 뇌 속에 쌓인 아밀로이드 베타 단백질을 제거하는 데 초점을 맞추고 있지만, 이것이 곧바로 환자의 인지기능 회복으로 이어지지 않는다는 점이 밝혀졌다. 이미 신경세포가 심하게 손상된 후에는 약물 효과가 미미하기 때문에, 근본적인 치료를 위해서는 손상된 뇌세포를 보호하고 재생시키는 기술, 즉 신경세포 보호 및 회복 기전에 대한 심도 깊은 연구가 절실하다. 또한 알츠하이머병은 아밀로이드 베타뿐만 아니라 타우 단백질의 비정상적인 축적과 뇌 속 염증 반응도 중요한 역할을 하므로, 앞으로는 이 세 가지 요인을 동시에 조절하는 다중표적multitarget 치료 전략 개발이 필요하다.

두 번째 과제는 조기에 정확하게 진단하고 치료를 시작하는 시점을 최적화하는 것이다. 현재 개발된 항체 치료제들은 병의 초기 단계인 경도인지장애나 경증 알츠하이머병 환자에게만 효과가 있는 것으로 알려져 있다. 따라서 증상이 뚜렷하게 나타나기 전에 질병을 감지할 수 있는 조기진단 기술 발전이 필수적이다. 현재 사용되는 PET 스캔이나 뇌척수액검사는 비용이 많이 들거나 환자에게 부담을 주는 침습적인 방식이어서, 혈액검사만으로 알츠하이머병을 진단할 수 있는 간편하고 저렴한 혈액 바이오마커 개발이 시급하다. 최근 혈장 내 아밀로이드 베타, 타우 단백질, 신경계 염증 상태를 나타내는 GFAP Glial Fibrillary Acidic Protein 등의 혈액 기반 바이오마커 연구가 활발히 진행되고 있으며, 이러한 연구들이 실질적인 조기진단법으로 자리 잡을 필요가 있다.

세 번째로는 항체 치료제의 주요 부작용인 ARIA를 효과적으로 관리하는 것이다. ARIA는 뇌부종이나 뇌출혈을 유발할 수 있으며, 특히 도나네맙의 경우 발생률이 상당히 높아 일부 환자에게는 치료 중단까지 고려해야 하는 심각한 문제다. 따라서 ARIA 발생 위험을 낮추기 위한 약물 용량 조절, 환자 맞춤형 치료 전략, 다른 약물과의 병용 치료 연구가 활발히 이루어져야 한다. 특히 ARIA 발생 위험이 큰 APOE4 유전자 보유자에 대해서는 유전자형을 고려한 차별화된 치료 접근 방식이 필요하다.

네 번째 과제는 약물 투여 방식을 개선하고 치료 비용을 낮추어 환자들의 접근성을 높이는 것이다. 현재 항체 치료제는 모두 정맥 주사로 투여해야 하므로 환자들의 시간적, 신체적 부담이 크다. 앞으로는 경구 복용 약물이나 한 달에 한 번 또는 그보다 더 긴 간격으로 투여 가능한 장기 지속형 주사제 개발이 필요하다. 또한 현재 연간 수천만 원에 달하는 치료 비용은 많은 환자에게 큰 부담이므로, 바이오시밀러 개발이나 대량 생산 기술 혁신을 통해 치료 비용을 절감하고 보험 적용 범위를 확대하여 더 많은 환자들이 치료 혜택을 누릴 수 있도록 해야 한다.

다섯 번째로는 단일 표적 치료를 넘어 아밀로이드 베타, 타우 단백질, 신경 염증 등 다양한 병리 현상을 동시에 조절하는 다중 표적 치료 전략과 여러 약물을 함께 사용하는 병용 요법에 대한 심도 깊은 연구가 필요하다. 현재 타우 단백질을 표적으로 하는 항체 치료제가 개발 중이며, 이러한 약물들과 기존의 아밀로이드 베타 항체를 병용하거나, 항염증 치료제를 함께 사용하는 방식 등이 활발히 연구되어야 한다. 나아가 뇌 면역세포를 조절하여 신경 염증을 완화하는 면역치료나 손상된 뇌세포를 재생시키는 줄기세포 치료와 같은 혁신적인 접근 방식에 대한 연구도 꾸준히 이어져야 할 것이다.

마지막으로, 질병이 발병한 후 진행을 늦추는 치료뿐만 아니라 알츠하이머병 자체를 예방할 수 있는 백신이나 항체 개발과 운동, 식습관, 수면, 장 건강 관리와 같은 생활 습관 개선 전략이 필요하다. 약물 치료뿐만 아니라 생활 습관 개선이 치료 효과에 미치는 영향을 통합적으로 연구해야 한다.

현재 알츠하이머병 치료는 중요한 진전을 이루었지만, 완치를 향한 길은 아직 멀다. 앞으로 인지기능 회복 치료제 개발, 조기진단 기술 혁신, 부작용 최소화, 투여 방식 개선 및 비용 절감, 다중 표적 치료 전략 연구, 그리고 예방 및 생활 습관 개입 연구 확대라는 여러 과제를 해결해 나가야만 진정한 '치매 해방'의 날을 앞당길 수 있을 것이다.

당신이 궁금한
치매 치료의 모든 것

알츠하이머병 치료에 대한
다양한 접근 방식

최근 승인된 아두카누맙, 레켐비, 키순라와 같은 세 가지 약물이 모두 아밀로이드 베타를 중심으로 만들어진 항체 치료제 이외에도, 다양한 기전을 활용한 새로운 치료제들이 개발되고 있다. 2024년 1월 기준으로 지금 개발되고 있는 후보 물질만 해도 127개에 달한다. 이 후보 물질들을 다양한 제형으로 만들어 진행되고 있는 임상시험도 164건이다.

임상시험은 신약이나 치료법이 인체에 안전하고 효과적인지를 평가하는 과정으로, 일반적으로 4단계로 나뉜다. 각 단계에서는 안전성, 유효성, 적절한 용량, 부작용 등을 평가하며, 최종적으로 FDA, 유럽 의약품청 EMA 등 규제 기관의 승인 여부를 결정한다.

임상시험의 목적은 크게 다섯 가지로 구분할 수 있다. 안정성 평가, 유효성 평가, 최적 용량 결정, 약동학·약역학 분석, 비교 연구다. 임상시험은 새로운 약물이나 치료법이 인체에 안전한지 평가하고, 기대하는 치료 효과가 실제로 나타나는지 검증하며, 가장 효과적이면서도 부작용을 최소화할 수 있는 최적의 용량을 결정하는 것을 주요 목표로 한다. 약물이 체내에서 어떻게 흡수, 분포, 대사, 배설되는지에 대한 약동학적 특성과 약물이 인체에 미치는 영향에 대한 약역학적 특성을 분석하며, 기존의 치료법과 비교하여 새로운 치료법이 임상적으로 더 우수한 결과를 보이는지 확인하는 비교 연구를 수행하는 것 또한 중요 목적이다.

임상시험의 단계를 나누어 요약하면 다음과 같다.

단계	목적	대상	주요 체크 사항	진행 방식
1상	안전성 평가	건강한 성인 (20~100명)	부작용, 약동학	소규모, 공개 또는 맹검
2상	유효성 및 용량 결정	질병 환자 (100~500명)	치료 효과, 적정 용량	무작위 배정, 이중맹검
3상	대규모 효과 및 안전성 확인	질병 환자 (1,000~5,000명)	기존 치료제 대비 효과, 장기 부작용	다기관, 위약 대조, 이중맹검
4상	시판 후 장기 모니터링	일반 환자 (수천~수백만 명)	장기 부작용, 실제 환경 효과	관찰 연구, 장기 추적

임상시험 단계별 요약

임상시험은 신약이나 치료법이 인체에 안전하고 효과적인지를 철저하게 검증하는 과정이다. 단계별로 점점 더 많은 환자를 대상으로 평가하며, 부작용이 발생하면 즉시 조정된다. 특히 3상을 통과해야 정식 허가를 받을 수 있다.

임상 3상에 있는 후보 물질이 32개, 임상시험을 하고 있는 물질이 48건에 이를 정도로 정말 많은 후보 물질들이 임상 3상을 향해 가고 있다. 이 중 10분의 1이라도 실제 약으로 승인될 수 있다면 3개나 나올 수 있기 때문에 원인치료에 대한 전망이 기대되고 있다.

 기존의 아밀로이드 베타 중심의 치료제 개발에서 벗어나, 다양한 병리 기전을 타깃으로 하는 새로운 치료제들이 개발되고 있다. 예를 들면 시냅스의 가소성을 증진시키는, 시냅스의 연결을 강화하는 치료제가 있다. 신경전달물질을 조절하는 치료제도 있다. 신경전달물질의 생성과 분해를 조절하여 신경세포 기능을 개선하는 치료제이다.

 또 타우 단백질의 비정상적인 축적을 막아 신경섬유 엉킴 형성을 억제하거나, 산화스트레스로 인한 신경세포 손상을 막는 치료제도 있다. 장-뇌 축을 활용해 장내 미생물과 뇌의 상호작용을 조절하는 치료제 등 다양한 후보 물질들이 임상시험에 있으므로, 곧 좋은 결과들이 나오지 않을까 기대해본다.

 이미 다른 질환 치료에 사용되고 있는 약물들이 알츠하이머병 치료에도 효과가 있을지에 대한 연구도 되고 있다. 알츠하이머병의 위험 요인으로 소개한 당뇨병, 비만, 고혈압, 고지혈증, 청력 이상 등을 막아주거나 이런 위험 요인들을 조절함으로써 알츠하이머병 진행으로 가는 것을 줄여줄 수 있지 않을까 하는 연구이다. 기존 약물들은 이미 안정성이 확보되어 있고, 임상시험 절차를 단축할 수 있다는 장점이 있기 때문에 기존 약물을 활용한 알츠하이머병 치료제 개발은 더욱 빠르게 진행될 수 있을 것으로 기대된다.

뇌과학의 마지막 전쟁, 치매 정복은 가능한가

알츠하이머병은 대표적인 신경퇴행성 질환으로, 주로 아밀로이드 베타 플라크와 타우 단백질 엉킴의 축적으로 인해 신경세포가 손상되며 인지기능이 저하되는 특징을 가진다. 오랫동안 알츠하이머 치료제 개발은 증상 완화에 초점을 맞춰왔으나, 최근에는 병리 기전을 직접 표적으로 하는 신약 개발이 활발히 이루어지고 있다.

1990년대부터 2000년대까지 개발된 초기 알츠하이머 치료제는 주로 증상 완화에 초점을 맞췄다. 대표적으로 아세틸콜린 분해를 억제하여 신경전달을 촉진하는 콜린에스터레이즈 억제제 Cholinesterase Inhibitors, 리바스티그민 Rivastigmine, 갈란타민 Galantamine과 과도한 글루탐산 Glutamate 작용을 조절하여 신경세포 손상을 완화하는 NMDA 수용체 길항제 NMDA Receptor Antagonist 등이 승인되었다.

이러한 약물들은 일시적으로 증상을 완화하는 효과가 있지만, 질병의 진행을 막지는 못했다. 최근에는 앞서 자세히 설명한 바와 같이 질병의 근본적인 원인을 타깃으로 하는 치료제 개발이 진행되고 있다.

아밀로이드 베타 단백질을 표적으로 하는 치료제 중 2023년 FDA 승인을 받은 레카네맙은 아밀로이드 베타 플라크를 제거하는 항체 치료제이며, 앞서 2021년 FDA 가속 승인을 받은 아두카누맙 역시 동일한 기전의 약물이다. 또 다른 주요 원인으로 주목받는 타우 단백질을 표적으로 하는 치료제 개발도 활발히 진행 중이며, 타우 응집 억제제 및 항체 치료제들이 임상시험 단계에 있다. 또한 타우 단백질의 인산화와 응집을 근본적으로 차단하는 새로운 작용 기전에 대한 연구도 활발하게 이루어지고 있어, 향후 다양한 표적을 가진 치료제 개발에 대한 기대감을 높이고 있다.

주목받는 차세대 치료 전략으로는 유전자 및 세포 차원에서 접근하는 치료법이 있다. APOE4 유전자 변이를 교정하여 알츠하이머 위험을 감소시키거나 BACE1 유전자 억제를 통해 아밀로이드 베타 플라크 생성을 감소시키는 시도가 주목받고 있다.

유도만능줄기세포 iPSC를 활용한 세포 치료도 새로운 가능성으로 떠오르고 있다. 손상된 신경세포를 재생시키고 망가진 신경망을 복구할 수 있다는 점에서 주목받고 있지만, 실제 임상 적용까지는 상당한 시간이 소요될 것으로 예상된다. 기존 치료법의 한계를 극복하고 신경퇴행성 질환 치료의 새로운 패러다임을 제시할 수 있을 것으로 기대된다.

알츠하이머병은 단순한 단백질 응집 질환이 아니라, 강한 신경 염증 반응이 동반된다. 최근 연구에 따르면, 미세아교세포 활성화 및 염증성 사이토카인의 증가가 신경세포 사멸과 연관이 있다는 사실이 밝혀졌다. 그에 따라 신경 염증을 조절하는 치료제 역시 활발하게 개발되고 있다. 미세아교세포의 항염증 기능을 강화하여 신경 보호 효과를 유도하는 사로글리타자르 Saroglitazar 치료제와 신경 염증을 증가시켜 알츠하이머병 진행을 가속화하는 염증성 사이토카인 인터류킨-1β IL-1β를 억제하여 신경을 보호하는 카나키누맙 치료제가 그 예시다. 사로글리타자르 치료제의 경우 표본 수가 적고 장기적 효과 검증이 필요하다는 한계가 있고, 카나키누맙 치료제는 알츠하이머병 단독 치료제로 활용하기에 인지기능 개선 효과가 부족한 실정이다.

또한, 알츠하이머 환자의 뇌는 포도당 대사가 저하되며, 미토콘드리아 기능 이상이 보고되었다. 이를 개선하는 에너지 대사 조절 기반 치료제 연구도 진행 중이다. 대표적인 약물로는 미토콘드리아 기능 개선 및 인슐린 감수성 증가를 통해 신경 보호 효과를 유도하는 메트포르민Metformin이 있으나 중증 환자에게는 효과가 제한적이다. 또한, 미토콘드리아 자가포식을 촉진하여 신경세포 에너지 대사를 개선하고 장벽 손상 방지 효과도 보이는 미토콘드리아 자가포식 촉진제 Urolithin A는 초기 연구에서 인지기능 개선 가능성을 보였고 장벽 보호 효과가 보고되어 있으나 장기적인 안전성 및 알츠하이머병 관련해서는 유효성 검증이 추가로 필요하다.

알츠하이머에서는 아세틸콜린뿐만 아니라, 시냅스가소성이 손상되며 글루탐산, GABA 등 다양한 신경전달물질 시스템이 영향을 받는다. 그래서 신경전달물질을 치료하는 치료제 또한 개발 단계에 있다. 미세소관 안정화제microtubule-stabilizing agent들은 미세소관을 구성하고 있는 타우 단백질의 이탈로 인하여 나타나는 현상으로 타우 병리와 연관하여 병용 요법이 필요할 수 있다.

기적의 치료제에
한 걸음 더 가까워지기 위하여

요약하면, 알츠하이머 치료제 개발은 기존의 아밀로이드 및 타우 표적 접근법을 넘어 신경 염증 조절, 에너지 대사 개선, 신경전달 조절 등의 다양한 기전을 탐색하고 있으며 방법론적으로도 직접 유전자를 조작하거나 죽은 신경세포를 다시 채워주는 방법 등이 연구되고 있다.

그러나, 신경 염증 조절 기반 치료제는 염증 반응을 억제하여 신경 보호 효과를 보였으나, 단독 치료제로는 한계가 있다. 에너지 대사 조절 치료제 또한 미토콘드리아 기능을 개선하여 인지 기능 보호 가능성을 보였으나, 장기적 연구가 필요하다. 신경전달 조절 치료제는 시냅스 기능을 보호하는 기전으로, 기존 치료제와의 병용 가능성이 높다.

요즘은 알츠하이머병이 왜 생기는지에 대한 새로운 시각, 바로 '장-뇌 축'에 대한 연구에 매료되어 있다. 쉽게 설명하면 장이 건강해야 뇌도 건강하고, 장이 나빠지면 뇌 건강에도 영향을 미칠 수 있다는 이야기이다.

알츠하이머병에 걸린 쥐를 대상으로 연구를 해보니, 치매 쥐의 뇌에는 알츠하이머병의 주요 특징인 베타아밀로이드 플라크가 쌓이고, 타우 단백질도 엉겨 붙어 신경이 손상되었다. 그런데 이 쥐들의 장벽이 많이 망가져 있었다. 또 장 속에 사는 세균들(장내 세균총)의 종류나 균형이 건강한 쥐와는 완전히 달랐다.

연구팀이 이 치매 쥐들에게 건강한 쥐의 장내 세균총을 4개월 동안 넣어주었더니, 신기하게도 망가졌던 장벽이 회복되고, 뇌 속에 쌓여 있던 아밀로이드와 변성된 타우의 양이 줄어들었다. 심지어 기억력, 학습 능력 등 쥐들의 인지기능까지 회복되는 현상이 나타났다.

장내 세균만 바꿔줬는데 뇌가 좋아지는 결과를 보고 연구팀은 장과 뇌가 서로 영향을 주고받는다는 사실을 알아냈다. 장에서 뇌의 염증을 일으키는 물질과 뇌의 병을 악화시키는 병리 물질들이 생겨나고 있었고, 이 물질들이 미주신경이라는 신경 다발을 타고 장벽에서 뇌로 직접 올라가고 있다는 것을 확인했다.

고대 그리스의 의학자 히포크라테스가 "모든 질병은 장에서부터 온다"라고 말했던 것처럼, 장이 알츠하이머병 발생에 아주 중요한 역할을 할 수 있다는 증거를 제시하고 있다. 이러한 연구 결과들을 바탕으로 한다면, 나중에는 장의 건강을 조절하는 방법으로 알츠하이머병을 치료하는 획기적인 치료제가 나올 수도 있을 거라는 기대를 해볼 수 있다.

이러한 결과들을 종합해본다면, 향후 연구는 다중 기전을 표적으로 하는 치료법과 정밀의학 접근이 주요한 발전 방향이 될 것으로 예상된다.

에이즈 치료에서 칵테일 요법이 성공을 거두면서, 알츠하이머병 치료에서도 다양한 약물을 병용하는 칵테일 요법에 대한 기대가 높아지고 있다. 알츠하이머병은 다양한 요인들이 복합적으로 작용하여 발생하는 질환이므로 아밀로이드 베타 플라크, 타우 단백질, 염증 등 다양한 병리 기전을 동시에 공략하고, 서로 다른 작용 기전을 가진 약물들을 병용할 때의 치료 효과를 기대할 수 있다.

현재는 다양한 동물 모델을 이용하여 칵테일 요법의 효과를 평가하는 연구가 진행되고 있다. APOE4 유전자 등 알츠하이머 발병에 관여하는 유전자를 직접 조작하여 치료하는 유전자치료 역시 새로운 가능성을 제시하고 있다. 유전자치료는 아직 초기 단계이지만, 향후 알츠하이머병 치료의 패러다임을 바꿀 수 있는 혁신적인 치료법이 될 것으로 기대된다.

약물 투여 방식 역시 변화하고 있다. 기존의 정맥 주사 방식 외에도, 환자의 편의성을 높이기 위한 다양한 투여 방식이 연구되고 있다. 피하 주사, 경구 투여 등의 방식을 통해 환자들이 집에서 스스로 약물을 투여할 수 있도록 하는 것을 목표로 접근성이 좋은 투여 방식의 다양한 연구 개발이 진행되고 있다.

AI로 치료하는 알츠하이머병

알츠하이머병과 같은 난치병 치료제 개발은 오랜 시간과 막대한 자원이 투입되는 매우 어려운 과정이다. 특히 임상시험 단계를 통과하는 것은 낙타가 바늘구멍을 지나가는 것만큼이나 어려운 일이다. 하지만 최근 인공지능 AI 기술의 발전으로 치료제 개발 속도를 가속화하려는 노력도 이루어지고 있다.

타깃 단백질 예측과 모델링을 할 수 있다. 예를 들어 구글의 딥마인드라는 곳에서 알파폴드 등의 프로그램을 만들었는데, 단백질의 3차원 구조를 정확하게 예측해 질병을 유발하는 단백질의 구조를 규명하는 데에 큰 도움을 주고 있다. 우리가 없애야 하거나 기능을 멈춰야 하는 타깃 단백질이 있다면 그에 붙을 수 있는 치료제를 미리 시뮬레이션해볼 수 있는 것이다.

타깃 단백질을 먼저 딥러닝으로 정렬시키고 그것에 각각의 아미노산 거리를 예측해 모델링한 다음에, 모델링한 타깃 단백질의 원인이 되는 부위에 가서 붙을 수 있는 치료제의 구조를 모델링해 둘을 딱 맞춰본다. 이렇게 딱 맞는 후보 물질을 찾으면 타깃 단백질의 기능을 저하시키거나 없앨 수 있는가를 다시 예측해볼 수 있다.

AI를 모델링된 단백질 구조에 맞춰 효과적으로 결합하여 질병을 치료할 수 있는 후보 물질을 설계하고, 스크리닝하고, 가장 유망한 후보 물질을 선별하는 데 활용하는 것이다. 새로운 약물 후보 물질의 독성을 예측하여 안정성을 확보하고, 임상시험에서 실패할 가능성도 줄일 수 있다. 기존에 만들어진 단백질 라이브러리를 여기에 적용해보면 신약 개발 과정을 획기적으로 단축할 수도 있다.

AI 기술의 발전과 함께 알츠하이머병 치료제 개발도 더욱 가속화될 것으로 예상된다. 다양한 AI 모델과 플랫폼의 개발, 그리고 이미 가지고 있는 방대한 양의 생물학적 데이터로 더욱 빠르고 효과적인 치료제를 개발할 수 있지 않을까 기대하고 있다.

AI는 기존의 신약 개발 과정에서 발생하는 높은 비용과 긴 개발 기간을 줄이는 역할을 하며, 특히 알츠하이머병과 같은 복잡한 신경퇴행성 질환 연구에서 유용성이 입증되고 있다. 그뿐만 아니라 기존의 약물 및 생물학적 데이터베이스를 분석하여 새로운 치료 후보 물질을 예측하는 데 활용된다.

AI를 활용해 기존 승인된 약물 중 알츠하이머병 치료에 효과가 있을 가능성이 높은 약물을 발굴하기도 한다. 신약 후보 물질을 발굴하는 과정에서 AI는 가상 스크리닝을 통해 신약 개발 시간을 단축하고 정확도를 향상시킨다.

이처럼 AI 및 빅데이터 기술은 알츠하이머병 치료제 개발에서 신약 후보 발굴, 생체표지자 분석, 환자 맞춤 치료, 임상시험 최적화 등 다양한 영역에서 혁신을 주도하고 있다. 특히, AI 기반 약물 스크리닝과 다중 오믹스 분석을 통한 새로운 치료 타깃 발굴이 활발히 진행 중이며, 정밀의학과 디지털 바이오마커 개발이 병행되면서 맞춤형 치료 가능성이 높아지고 있다.

향후 AI 기술이 더욱 발전하면서, 알츠하이머병 치료제 개발 과정이 더 빠르고 정확해질 것으로 기대되며, 다중 기전 기반 치료제 개발이 가속화될 전망이다.

디지털 치료제
: 치매 치료의 새로운 지평

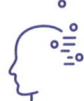

**디지털로 치료하는
알츠하이머병**

요즘처럼 디지털 기술이 발전한 시대에도 '디지털 치료제 Digital Therapeutics, DTx'라는 말이 낯설게 느껴질 수도 있다. 디지털 치료제는 소프트웨어 기반의 치료 개입을 통해 질병을 예방, 관리 및 치료하는 신개념 의료 기술이다. 알츠하이머병에서는 디지털 치료제가 인지기능을 개선하고 질병 진행을 늦추는 보조 치료법으로 주목받고 있다. 디지털 치료제는 근거 기반의 소프트웨어를 활용하여 질병을 예방 및 치료하는 개념으로, 일반적인 디지털 헬스케어(건강 앱, 웨어러블 기기)와 구별된다.

디지털 치료제는 약물 치료와 병행하거나 단독으로 사용될 수 있으며, 인지행동치료 CBT, 신경가소성 증진 기법, 게이미피케이션 기법 등 다양한 치료적 접근 방식을 활용하여 AI 및 머신러닝 기반의 개인 맞춤형 치료를 제공하는 특징을 지니고 있다. FDA 및 EMA의 승인 절차를 거쳐 임상적 효과 입증이 필요하다.

디지털 치료제는 인지훈련을 통해 신경가소성을 촉진하고, 기억력 및 문제 해결 능력을 향상시키는 데 도움을 준다. 대표적인 두 가지 디지털 치료제의 예시를 살펴보면, ADHD 치료제로 FDA 승인을 받은 최초의 디지털 치료제인 아킬리Akili Interactive의 'EndeavorRx'는 인지기능 강화 효과가 확인되어 알츠하이머병에도 적용 가능성이 있으며, 신경과학 기반의 인훈련 프로그램인 코그니피트CogniFit의 'CogniFit Alzheimer's Program'은 6개월 사용 후 경도인지장애 환자에게서 기억력 및 집중력 향상을 보였다.

VR과 AR 기술을 활용한 인지훈련 및 환경 시뮬레이션은 현실적인 인지 과제를 수행하게 하여 기억력과 공간 인지 능력을 개선하는 데 도움을 주어 알츠하이머병을 치료할 수 있다. 가상현실 기반 신경 재활 프로그램인 마인드메이즈MindMaze

의 'MindMaze Neuro'는 신경가소성을 촉진하여 경도인지장애 환자의 인지기능을 유의미하게 개선시킨 연구 결과가 있으며, 증강현실 기반 게임형 인지 재활 프로그램인 뉴로리얼리티NeuroReality의 'Koji's Quest'는 기억력 및 문제 해결 능력 개선 효과와 함께 초기 연구에서 알츠하이머 환자의 인지기능 개선 효과가 보고되었다.

AI 및 머신러닝 기술을 활용하여 개인별 치료를 최적화하는 디지털 치료제도 연구되고 있다. 모바일 기반 인지평가 시스템인 'DANA Brain Vital'은 높은 정확도로 알츠하이머 환자의 조기 인지 저하를 감지하고 치료 효과를 모니터링하는 데 활용될 수 있으며, 리누스헬스Linus Health의 'NeuralScan'은 AI 기반 음성 및 행동 분석을 통해 인지 저하를 조기에 감지하고 개인 맞춤형 치료를 제공한다.

스마트폰이
치매 치료제가 되는 순간

디지털 치료제는 효과 입증을 위해 임상시험을 거쳐야 하며, 일부는 FDA 및 EMA 승인을 받거나 승인 절차를 진행 중이다. 디지털 치료제의 주요 임상시험 결과를 요약하면 다음과 같다.

치료제	개발사	기전	임상 단계	주요 결과
Altoida DTx	Altoida	AI 기반 조기진단 및 인지훈련	3상	인지 저하 예측 정확도 87%
Cognito	Cognito Therapeutics	시청각 자극을 통한 신경가소성 유도	2상	아밀로이드 베타 플라크 감소 및 인지기능 향상 보고됨
Brain HQ	Posit Science	뇌 훈련 프로그램	3상	6개월 사용 후 인지기능 개선 확인

알츠하이머병 디지털 치료제의 주요 임상시험 현황

2023년, FDA는 신경가소성 증진을 목표로 개발된 아킬리의 ADHD 치료제 'EndeavorRx'를 승인함으로써 디지털 치료제가 신경퇴행성 질환에도 적용될 수 있는 새로운 가능성을 열었으며, 유럽의 EMA 역시 코그니토 테라퓨틱스Cognito Therapeutics의 신경가소성 유도 기술 기반 디지털 치료제에 대한 평가를 진행하고 있다.

디지털 치료제는 기존 약물 치료를 보완하여 인지기능 개선, 신경가소성 촉진, 맞춤형 치료 제공 등의 새로운 치료 전략을 제시하고 있다. 향후에는 AI 및 머신러닝 기술을 활용하여 개인의 특성에 최적화된 맞춤형 디지털 치료제 개발이 더욱 활발해질 전망이다. VR 및 AR 기반의 인지훈련 프로그램 또한 더욱 정교하게 발전하여 실제 임상 치료에 적용될 가능성이 높아지고, FDA 및 EMA와 같은 규제 기관의 승인 절차를 거쳐 정식 치료법으로 인정받는 디지털 치료제의 수가 점차 증가할 것이다.

디지털 치료제는 향후 알츠하이머병 치료의 핵심적인 역할을 할 것으로 예상되며, 기존 약물과 병행하여 치료 효과를 극대화하는 방향으로 발전할 것이다. 미국에서는 이미 알코올, 코카인, 대마초 중독과 같은 의존성 질환을 치료하는 디지털 치료제가 승인되어 사용되고 있다. 피어 테라퓨틱스Pear Therapeutics에서 개발한 're SET'이라는 디지털 치료제는 환자 스스로 약물 사용량과 상황을 기록하고 분석하여 중독에서 벗어날 수 있도록 돕는다. 인지행동치료 방법으로 약물을 얼마만큼, 언제 사용을 했는지 기록하고 파악하는 방법이다. 그다음 대처법을 훈련하면서 사용 빈도나 용량을 점점 줄이면서 중독에서 완화되는 것을 스스로 느낄 수 있게 하는 방식이다.

우리나라에서는 불면증 치료를 위한 디지털 치료제 '솜즈Somzz'라는 에임메드사 제품이 2023년 1월에 최초로 승인됐다. 솜즈는 인지행동치료 기법을 바탕으로 불면증 환자들에게 맞춤형 치료 프로그램을 제공하여 수면의 질을 개선하는 데 도움을 준다. 불면증 증상 개선을 목적으로 한 인지행동치료법을 모바일 앱으로 구현할 수 있는 것으로, 6~9주간 계속 피드백하고 행동 중재 및 교육 훈련 프로그램을 돌리면서 환자 맞춤형 불면증 치료를 돕는다. 6개월간 3개의 다른 곳에서 실시한 임상시험에서 솜즈 사용 후 불면증 심각도를 평가해봤더니 통계적으로 유의하게 개선됐다는 것이 보고되면서 국내 최초로 디지털 치료제로 승인됐다.

그 외에 국내에서 개발되고 있는 치매 관련 디지털 치료제 중에는 확증 임상 승인이라고, 아직 시판되지 않지만 임상 결과로 승인을 해준 것이 4개가 있다. 코그테라, 슈퍼브레인, 알츠가드, 메모:리이다. 코그테라는 인지훈련 프로그램을 통해 인지기능을 향상시키는 데 중점을 둔 디지털 치료제이다. 슈퍼브레인은 스웨덴의 핑거 프로그램을 기반으로 개발된 치매 예방 프로그램이다. 알츠가드는 게임 형식의 활동을 통해 인지 선별 검사를 제공한다. 메모:리는 회상 요법을 통해 과거의 즐거운 기억을 떠올리게 함으로써 행복감을 높이고 기억력을 향상시키는 데 초점을 맞추었다.

디지털 치료제는 다양한 타깃 질환에 임상시험이 들어가면서 2021년에 33건으로 임상시험이 대폭 증가했고, 이에 관한 특허도 지난 5년 동안 200건이 넘게 출원되어 앞으로는 승인되고 출시될 제품도 늘어날 것이라고 전망된다.

디지털 치료제는 환자의 상태를 모니터링하고, 맞춤형 치료 계획을 제공하며, 행동 변화를 유도하는 다양한 기능을 수행할 수 있으므로 다양한 질환에 적용될 가능성을 보여주고 있다. 불안, 우울증 등 정신 질환 치료에 효과적인 인지행동치료를 제공하고, 운동, 식단, 수면 등 건강한 생활 습관을 형성하도록 돕는 생활 습관 교정에도 사용할 수 있다. 환자의 약물 복용을 관리하고 부작용을 모니터링하는 등 복약 관리에도 쓰인다. 수집한 데이터를 분석하여 환자의 상태를 평가하고 치료 계획을 개선하는 등 데이터 기반의 의사 결정을 돕고 있다.

정신 질환뿐 아니라 뇌졸중, 뇌손상, 치아 질환 등 신체 질환에도 적용되고 있다. 암, 뇌졸중 등의 만성질환 환자의 예후 관리에 활용되어 재발을 예방하고, 당뇨병, 고혈압 등 만성질환 환자의 생활 습관 개선을 돕고, 가족력이나 환경적 요인으로 인해 특정 질환에 취약한 사람들을 위한 예방 프로그램에도 활용될 수 있다.

환자 중심의 맞춤형 치료를 가능하게 하고, 의료 접근성을 높이며, 의료 비용을 절감할 수 있는 잠재력을 가지고 있으므로 아직 초기 단계이지만 앞으로 더욱 발전하여 다양한 질환 치료에 활용될 것으로 기대된다.

뇌 인지 기능을 훈련하는 기술

알츠하이머병 환자에게 디지털 치료제가 필요한 이유는 무엇일까? 알츠하이머병은 장기적인 관리가 필요한 질환이기 때문이다. 장기적이고 지속적으로 환자의 상태를 모니터링하고 관리할 수 있는 시스템이 필요한데, 여기에 디지털 치료제를 활용할 수 있다. 또한 치매 환자는 낯선 환경 변화에 매우 민감하게 반응하기 때문에 익숙한 환경에서 안정적인 관리를 받는 것이 중요한데, 가정에서 간병이 가능한 정도로 상태를 유지하기 위해서 가정 간병인에게 필요한 정보와 지원을 제공하여 간병 부담을 줄이고, 환자의 안전을 확보하는 데 도움을 줄 수 있다.

알츠하이머병은 조기진단을 받으면 거의 20~30년, 어쩌면 생의 반 정도를 치료제의 장기간 지속적인 투여를 필요로 하기 때문에 디지털 치료제를 병용하면서 약물 효과를 측정하여 약물의 용량이나 기간을 정할 때 도움을 받을 수 있다. 디지털 치료제를 약물 치료와 병행하여 약물의 효과를 극대화하고, 부작용을 최소화하는 데 도움을 줄 수 있는 것이다. 예를 들어 디지털 치료제를 통해 환자의 상태를 지속적으로 모니터링하여 약물 용량 조절이나 치료 계획 변경에 필요한 정보를 제공할 수 있다.

인지기능 향상 치료에도 활용될 수 있다. 디지털 치료제는 인지훈련 프로그램을 통해 기억력, 집중력, 문제 해결 능력 등을 향상시키는 데 도움을 줄 수 있다. 특히 훈련 프로그램의 참여도를 높이고, 재미있게 학습할 수 있도록 지원한다. 또 환자의 일상생활에 필요한 정보를 제공하고, 사회적 활동을 장려하여 삶의 질을 향상시키는 데 기여할 수도 있다. 약 복용 시간 알림, 건강 정보 제공, 사회적 연결 지원 등 다양한 기능을 제공할 수 있기 때문이다.

그렇다면 디지털 치료제는 알츠하이머병에 어떻게 활용할 수 있을까? 디지털 치료제의 작용 원리를 살펴보면, 근거 기반의 소프트웨어를 이용하여 질병을 예방, 관리, 치료하는 새로운 형태의 의료 개입 방식이다. 전통적인 약물 치료와 달리, 디지털 치료제는 주로 인지훈련, 신경가소성 촉진, 신경전달 조절, 생활습관 개선, 환자 모니터링 등을 목표로 한다. 특히 알츠하이머병을 포함한 치매에서는 신경 퇴행을 늦추고, 환자의 인지기능을 보존하며, 신경세포 간의 연결을 강화하는 방식으로 작용한다.

치매 치료를 위한 디지털 치료제는 다양한 기전을 통해 뇌 기능 개선 및 질병 진행 완화를 목표로 한다. 뇌의 신경세포가 새로운 연결을 만들고 기존 연결을 강화하는 능력인 신경가소성을 촉진하기 위해, 반복적인 인지훈련을 통해 뇌 신경망을 활성화한다. 또한 치매로 인해 손상된 시냅스 연결과 저하된 신경세포 간 신호 전달을 개선하기 위해 뇌파 조절, 가상현실 기반 인지훈련, 맞춤형 게임 치료 등을 활용하여 신경전달을 강화하는 전략을 사용한다.

디지털 치료제는 청각, 시각, 촉각 등 다양한 감각 자극을 통해 특정 뇌 영역을 활성화시키고, 우울증이나 불안과 같은 치매 관련 증상 완화를 위해 인지행동치료를 병행한다. 운동, 수면, 영양, 사회적 활동 등 건강한 라이프스타일 및 행동 변화를 유도하여 인지기능을 보호하고 치매 진행 속도를 늦추는 데 기여하며, 웨어러블 기기를 통해 생활 습관을 지속적으로 모니터링하고 인공지능 기반의 맞춤형 피드백을 제공하여 환자의 자가 관리를 돕는다.

디지털 치료제의
빛과 그림자

 디지털 치료제는 뇌의 신경가소성을 촉진하고 손상된 시냅스 기능을 회복시키며 신경전달을 개선하는 효과를 통해 기존 약물 치료를 보완하는 역할을 할 수 있을 것으로 기대되며, 부작용이 적고 장기적인 사용이 가능하다는 장점이 있다. 특히 AI 및 데이터 분석 기술을 활용하여 각 개인에게 최적화된 맞춤형 치료 전략을 수립할 수 있다는 점에서 미래 치매 치료의 중요한 축을 담당할 것으로 전망된다.

 이렇게 긍정적인 잠재력을 지니고 있지만, 장기적인 효과 및 그 지속성에 대한 충분한 연구가 아직 부족하며, FDA 및 EMA와 같은 규제 기관의 승인 과정이 현재 진행 중으로 보험 적용 여부가 불확실하다는 한계점을 가지고 있다. 또한 환자 개개인의 디지털 기기 활용 능력, 즉 디지털 리터러시에 따라 치료 효과에 차이가 발생할 수 있다는 점도 고려해야 할 부분이다.

 아직 부작용과 한계가 있지만 디지털 치료제는 분명 치매 환자의 신경가소성을 촉진하고, 시냅스 기능을 회복하며, 인지기능을 유지하는 데 중요한 역할을 한다. 기존 약물 치료와 병행하여 인지훈련, 감각 자극, AI 기반 맞춤 치료를 제공함으로써 치료 효과를 극대화할 수 있다. 향후 정밀의학과 결합된 디지털 치료제가 치매 치료의 핵심 전략 중 하나로 자리 잡을 가능성이 크다.

물리적 자극 기반 전자 의료기기

물리적 자극을 활용한 전자 의료기기도 있다. 많은 분들이 기억하시겠지만, 1990년대에는 뇌파 자극을 이용하여 학습 능력을 향상시킨다는 MC스퀘어라는 전자기기가 큰 유행이었다. 당시에는 착용이 불편하다는 단점 때문에 큰 인기를 얻지는 못했지만, 최근에는 기술 발전으로 인해 훨씬 더 편리한 형태의 뇌 자극 기기들이 개발되고 있다. 대표적인 예로 경두개 자기 자극 TMS과 경두개 직류 자극 tDCS 기기들이 있다. 경두개 자기 자극은 외부에서 자기장을 이용하여 뇌 특정 부위를 자극하는 방식으로, 별도의 착용이 필요 없어 비교적 간편하게 사용할 수 있다는 장점이 있다. 경두개 직류 자극은 머리에 약한 전류를 흘려 뇌기능을 조절하는 방식으로, 밴드 형태로 제작되어 착용이 편리하다. 또한 음파 진동 자극이 있는데, 헤드폰 형태의 기기를 통해 음파 진동을 발생시켜 뇌를 자극하는 방식이다. 여러 형태의 물리적 자극을 활용한 전자 의료기기가 다양하게 활용할 수 있다.

치매는 인지기능의 저하를 특징으로 하는 신경퇴행성 질환으로, 특히 알츠하이머병이 대표적이다. 최근 물리적 자극을 활용한 전자 의료기기가 치매 치료에 새로운 가능성을 제시하고 있다. 이러한 기기들은 신경가소성 촉진, 아밀로이드 베타 제거, 신경망 활성화 등을 통해 인지기능 개선을 목표로 한다.

물리적 자극 기반 전자 의료기기는 전기, 자기, 광 등 다양한 형태의 에너지를 활용하여 뇌 활동을 조절하고 신경가소성을 촉진함으로써 치매 치료의 새로운 가능성을 제시하고 있다.

전기 자극은 뇌의 특정 부위에 직접적인 전기적 신호를 전달하여 신경망의 활성화를 유도하고 기억력 및 학습 능력 향상에 기여할 수 있다. 자기 자극은 강한 자기장을 비침습적으로 두개골을 통해 뇌에 전달하여 신경 회로 기능을 조절하고 인지기능을 개선하는 데 활용된다. 광 자극은 특정 파장의 빛을 사용하여 뇌 신경 활동을 조절하며, 일부 연구에서는 아밀로이드 베타 플라크 제거에도 효과가 있다는 보고가 있다.

치매 치료에 적용되고 있는 주요 전자 의료기기들은 이러한 물리적 자극 원리를 기반으로 작동한다. 뇌 심부에 전극을 삽입하여 지속적인 전기 자극을 제공하는 심부 뇌 자극기 DBS는 초기 연구에서 알츠하이머병 환자의 기억력 및 인지기능 개선 가능성을 보였으며, 두개골 외부에서 자기장을 통해 특정 뇌 부위를 비침습적으로 자극하는 경두개 자기 자극기 역시 인지기능 개선 효과에 대한 연구가 활발히 진행 중이다. 40Hz 주파수의 빛과 소리 자극을 통해 뇌 감각 피질을 자극하는 40Hz 감각 자극 기기는 마우스 모델 연구에서 아밀로이드 베타 플라크 감소 및 시냅스 기능 개선 효과를 나타내어, 비침습적인 방식으로 치매 병리를 개선할 수 있는 잠재력을 보여주고 있다.

물리적 자극 기반 전자 의료기기는 아직 알츠하이머병 치료에 대한 확실한 효과가 입증되지는 않았지만, 다양한 연구를 통해 그 가능성을 확인하고 있다. 현재 시중에는 여러 종류의 뇌 자극 기기들이 판매되고 있지만, 대부분 의료기기로 허가받지 않은 제품들이다. 따라서 효과와 안정성에 대한 검증이 필요하다. 하지만 기술 발전과 함께 향후에는 안전하고 효과적인 형태로 발전할 것으로 기대되고 있다. 원인치료제와 병행하면서 물리적 자극 기반 전자 의료기기들을 활용하여 원인치료제의 효율을 높일 수 있도록 앞으로 다양한 임상시험을 통해 효과 입증이 필요하다.

지금까지 디지털 치료제와 물리적 자극 기반의 전자 의료기기가 알츠하이머병 치료에 어떻게 활용될 수 있는지 살펴보았다. 이러한 기술들은 약물 치료와 병행하여 환자의 인지기능을 향상시키고, 질병 진행을 늦추는 데 기여할 가능성을 보여주고 있다.

현재 대부분의 전자 의료기기는 전문가의 도움을 받아 사용해야 하는 경우가 많지만 앞으로는 일반인들도 쉽고 편리하게 사용할 수 있도록 개발되어야 할 것이다. 사용자 중심의 설계로 간편한 사용법과 직관적인 인터페이스를 통해 누구나 쉽게 사용할 수 있도록 해야 한다. 또 스마트폰 앱이나 웨어러블 기기 등을 통해 언제 어디서든 편리하게 이용할 수 있도록 접근성을 높일 필요도 있다. 직접 써보았을 때 아직은 조금 지루한 프로그램도 있었는데, 동기 부여 강화가 필요하다. 게임 요소를 도입하거나, 사용자의 성과를 시각화하여 지속적인 참여를 유도하는 것도 좋은 방향일 것이다. 환자 스스로 치료에 적극적으로 참여할 수 있도록 동기를 부여하여 치료 효과를 높일 수 있고, 집에서도 편리하게 치료를 받을 수 있도록 함으로써 환자의 삶의 질을 향상시킬 수 있다.

알츠하이머병 치료를 위해 약물 치료뿐만 아니라 디지털 치료제, 전자 의료기기 등 다양한 방법들이 연구되고 있다. 이러한 기술들은 아직 초기 단계이지만, 앞으로 더욱 발전하여 알츠하이머병 환자들에게 새로운 희망을 줄 수 있을 것으로 기대된다.

기적의 치료제,
반드시 약물일 필요 없다

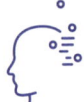

**인지치료를 통한
인지기능 향상**

지금까지 살펴본 것처럼 치매는 신경퇴행성 질환으로, 인지기능 저하와 기억력 감퇴가 주요 특징이다. 현재 약물 치료는 증상 완화에 초점을 맞추지만, 치매의 근본적인 진행을 막는 치료법은 활발히 연구를 진행하고 있지만 두 가지 FDA 승인을 받은 약물 이외에는 다양하게 확립되지 않았다. 이에 따라 비약물적 치료법이 보완적 또는 대체적 치료법으로 주목받고 있으며, 다양한 연구에서 그 효과가 입증되고 있다.

비약물적 치료법은 뇌의 신경가소성을 촉진하고, 행동 및 심리적 증상을 완화하며, 환자의 삶의 질을 향상시키는 데 도움을 준다. 여기서는 대표적인 비약물적 치료법인 인지치료, 미술치료, 심리치료를 중심으로 자세히 설명해보고자 한다.

인지치료는 기억력, 주의력, 문제 해결 능력, 언어능력, 실행기능 등 인지기능을 자극하고 훈련하는 프로그램이다. 인지 저하가 시작된 환자의 경우, 꾸준한 인지훈련을 통해 신경 연결을 강화하고 치매 진행 속도를 늦추는 것이 목표다.

연구에 따르면, 인지치료 프로그램을 받은 경증 치매 환자는 기억력과 주의력에서 유의미한 향상을 보였다. 기억력 훈련, 언어능력 훈련과 같은 특정 훈련을 6개월 이상 지속할 경우, 치매 진행이 느려지는 경향이 나타났다. 또한, PET 및 fMRI 연구에서, 인지치료 후 전두엽과 측두엽의 활성화 증가가 확인되었다.

인지치료 프로그램은 치매 환자의 인지기능 저하를 늦추고 일상생활 능력을 유지하기 위해 다양한 방법으로 적용될 수 있다. 전문 치료사와 함께하는 개인 또는 그룹 세션을 통해 환자들은 기억력, 주의력, 언어능력 등 다양한 인지 영역에 대한 체계적인 훈련을 받게 되며, 특히 그룹 훈련은 사회적 상호작용을 증진시켜 환자들에게 정서적 안정감을 제공하는 긍정적인 효과도 가져다준다.

브레인 HQ, 코그니핏CogniFit, 루모시티Lumosity와 같은 컴퓨터 기반 인지치료 프로그램은 디지털 플랫폼을 활용하여 환자들이 더 효과적이고 재미있게 인지훈련을 수행할 수 있도록 돕고 있다. 이와 함께 환자가 실제 일상생활에서 직면하는 과제를 직접 훈련하는 실생활 적용 훈련은 인지 능력을 실질적인 상황에 적용하고 유지할 수 있다.

예체능 치료를 통해
정서적 안정을 유도하다

미술치료는 예술 활동을 활용하여 환자의 감정을 표현하고, 인지기능을 자극하며, 정서적 안정을 유도하는 치료법이다. 환자가 그림을 그리거나 색칠하고, 조각을 만들거나 도안을 따라 하는 과정에서 시각- 운동 협응력과 창의력이 향상된다.

미술치료는 치매 환자의 불안감과 우울감을 완화하는 효과가 있으며, 심리적 스트레스 감소에 도움이 된다. 경증 치매 환자에게 미술치료를 적용한 결과, 시공간 능력과 공간적 인지 및 운동 협응력이 유의미하게 향상되었다. 언어능력이 저하된 치매 환자도 미술을 통해 감정을 표현할 수 있으며, 이는 가족 및 치료자와의 소통을 도울 수 있다.

단순한 그림 그리기나 색칠하기 활동은 환자의 심리적 안정감을 증진시키고 시각과 운동 능력의 협응성을 향상시키는 데 도움을 줄 수 있다. 유명한 미술 작품을 함께 감상하고 그에 대한 느낌을 공유하는 과정은 환자의 인지기능을 자극하는 효과를 가져오며, 점토나 조각과 같은 재료를 활용한 작업은 손의 감각과 운동 기능을 유지하는 데 긍정적인 영향을 미친다.

음악치료는 치매 환자의 정서적 안정, 기억 회상 촉진, 사회적 상호작용 증가에 도움이 된다. 음악을 들으면 뇌의 측두엽과 전두엽이 활성화되며, 감정 조절을 담당하는 변연계와도 상호작용하여 우울감과 불안을 줄이는 데 효과적이다.

음악치료는 환자의 심리적 안정과 인지기능 향상을 목표로 수동적인 음악 감상과 능동적인 음악 활동을 포괄한다. 수동적 음악치료는 환자가 젊은 시절 즐겨 들었던 친숙한 음악이나 클래식, 민속 음악 등을 감상하게 함으로써 정서적인 안정감을 유도하고, 음악 감상 중 나타나는 환자의 미소, 따라 부르기, 감정 표현 등의 반응을 통해 정서적 효과를 평가한다.

능동적 음악치료는 환자와 함께 익숙한 노래를 부르며 언어 능력과 기억력을 자극하는 노래 부르기 및 합창 활동, 탬버린이나 작은 북과 같은 쉬운 악기를 연주하며 신체 활동과 인지기능을 동시에 자극하는 악기 연주 등이다. 특히 그룹 합창 활동은 환자들 간의 사회적 유대감을 형성하는 데 긍정적인 영향을 미친다. 또한 개인별 맞춤 음악치료 프로그램을 통해 환자가 가장 편안함을 느끼는 음악을 활용하고, 음악 감상 후 환자의 반응을 세밀하게 평가하여 필요에 따라 프로그램을 조정하는 맞춤형 접근 방식은 치료 효과를 극대화할 수 있다. 실제 적용 사례를 통해 음악치료가 치매 환자의 언어능력 향상, 불안 및 공격적인 행동 감소, 사회적 상호작용 및 감정 표현 증가에 긍정적인 영향을 미치는 것을 확인할 수 있다.

운동은 뇌 혈류를 증가시키고, 뇌신경 생장인자를 촉진하여 신경세포 생존과 시냅스 연결을 강화하는 역할을 한다. 또한, 신체 기능 유지, 우울증 감소, 균형 감각 및 근력 향상에도 기여한다. 운동치료 역시 치매 치료의 중요한 부분 중 하나다.

운동치료는 환자의 현재 상태에 맞춰 가벼운 활동부터 시작하여 점진적으로 운동 강도를 높이는 방식으로 진행된다. 유산소 운동으로는 걷기 프로그램을 통해 심폐 기능과 혈액 순환을 개선하고, 실내 자전거 타기를 통해 심폐 지구력을 유지하며, 관절에 부담을 줄이면서 전신 운동 효과를 얻을 수 있는 수중 운동 등이 활용된다. 균형 및 협응 운동은 한 발 서기나 발뒤꿈치-발끝 걷기와 같은 균형 잡기 운동을 통해 낙상 위험을 줄이고, 요가나 태극권과 같은 부드러운 동작과 호흡 조절을 통해 신체 균형 유지와 심리적 안정감을 동시에 제공한다.

근력 운동은 고무 밴드를 이용한 저항 운동이나 의자에서 일어나기와 같은 동작을 반복하여 특정 근육을 강화하는 데 초점을 맞춘다. 이 외에도 음악과 함께 몸을 움직이는 댄스 테라피는 신체 활동을 촉진하고 정서적 활력을 증진시키며, 공 던지기 게임과 같은 레크리에이션 활동은 반응 속도와 손-눈 협응력을 개선하는 데 도움을 준다. 실제 적용 사례를 통해 규칙적인 걷기 운동이 치매 환자의 인지기능 저하 속도를 늦추고, 균형 운동과 근력 운동을 병행하는 것이 낙상 위험 감소와 신체 활동량 증가에 긍정적인 영향을 미치는 것을 확인할 수 있다.

중국, 태극권을 통해 치매를 극복하다

중국을 방문할 때마다 눈에 띄는 모습이 있다. 아침마다 공원에 많은 사람들이 모여서 느린 동작으로 호흡을 가다듬으며 열심히 운동하는 모습이다. 이것은 태극권太極拳이라는 중국의 전통적인 무술이자 심신 수련법으로, 수 세기 동안 발전해왔다. 부드럽고 느린 동작을 통해 신체와 정신의 조화를 추구하면서 건강 증진과 정신적 안정을 사람들에게 주고 있다. 또한, 이것을 하기 위해 여러 사람들이 모임으로서 사회적 고립을 예방하며 사회적 교류를 활성화하고 있다. 이러한 특성으로 인해 태극권은 인지기능 향상과 치매 예방에 긍정적인 영향을 미치는 것으로 알려져 있다.

태극권은 느리고 유연한 움직임을 통해 신체의 긴장을 완화하고, 근육과 관절의 유연성을 향상시킨다. 깊고 일정한 호흡을 유지하면서 운동을 수행하기 때문에 심신의 안정을 도모하며, 스트레스 감소에도 기여한다. 동작과 호흡에 집중하면서 운동하기 때문에 마음의 평정을 찾고, 정신적인 명확성을 높이는 데 도움을 준다.

태극권 수련이 주의력, 기억력, 실행 기능 등 다양한 인지기능을 향상시키는 것으로 나타났다. 연구에서는 태극권을 꾸준히 연습한 그룹이 그렇지 않은 그룹에 비해 인지기능 점수가 더 높게 유지되었다고 보고했다.

규칙적인 태극권 연습은 뇌의 신경가소성을 촉진하여 새로운 신경 연결 형성을 돕는다. 이 과정에서 해마(기억을 담당하는 뇌 영역)의 기능이 활성화되고, 치매로 인한 뇌 위축 속도가 늦춰지는 것으로 밝혀졌다.

태극권 수련이 스트레스와 우울증을 감소시키고, 전반적인 삶의 질을 향상시키는 데 기여하는 것으로 나타났다. 치매 환자의 경우, 정서적 불안정과 우울증이 증상을 악화시키는 요인으로 작용하는데, 태극권은 이러한 부정적 정서를 조절하는 데 도움을 준다.

태극권은 치매 치료에 있어 과학적인 연구 사례를 통해 긍정적인 효과를 입증하고 있는데, 인지기능 향상 연구에서는 6개월간 태극권을 수련한 노인이 스트레칭 운동 그룹보다 인지기능 검사에서 더 높은 점수를 보였으며, fMRI 연구에서는 태극권 수련 그룹의 전두엽과 측두엽 활성화가 증가하여 신경가소성 증진 가능성을 시사했다. 치매 환자 그룹의 불안 및 우울 점수를 유의미하게 감소시키는 등 정서적 안정 효과 또한 나타내는 것으로 보고되었다.

태극권은 치매 예방 및 인지기능 향상에 효과적인 비약물적 치료법으로, 규칙적인 연습을 통해 신경가소성을 촉진하고, 정서적 안정과 인지기능 유지에 도움을 준다. 특히, 동작과 호흡을 조절하며 정신을 집중하는 과정이 치매 환자의 뇌기능을 활성화하는 데 기여한다. 태극권처럼 여럿이 모여서 함께 운동을 하면서 정서적 교류를 할 수 있는 체조를 나라에서 정책적으로 구성하여 전파해야 한다고 생각한다.

어린 시절에는 국민체조라는 것이 있어서 일정한 시간이 되면 라디오에서 전 국민을 대상으로 체조 구령이 울려 퍼지면서 함께 잠시 쉬면서 운동을 하게 했는데, 어린 학생의 입장에서는 다른 것을 하고 싶은데 강제로 시키는 것이 그리 흔쾌한 것은 아니었지만 지금 생각해보면 정말 좋은 것이었다 싶다. 요즘도 가끔 국민체조 동영상을 틀어 놓고 몇 번씩 따라 하고 있는데, 이런 것들이 요즘 세대의 감성에 맞고 보다 현실적인 방법으로 제작되어 온 국민이 함께할 수 있으면 좋을 것 같다는 바람이 크다.

혼자 있으면
뇌가 망가진다

심리치료는 치매 환자의 감정 조절 및 정서적 안정감을 도와주기 위해 상담과 심리적 개입을 적용하는 치료법이다. 치매 환자는 불안, 우울, 혼란, 분노 등의 감정을 자주 경험하며, 심리치료를 통해 이러한 정서를 조절하는 능력을 기를 수 있다. 이러한 심리치료는 오랫동안 다양한 질병에서 적용되었으므로 나름의 평가 방법 및 노하우가 많이 쌓인 상태이다.

심리치료를 받은 치매 환자는 치료 전보다 우울증 및 불안 점수가 낮아졌으며, 감정 조절 능력이 향상되었다. 심리치료는 치매 환자의 공격성, 초조함, 수면장애 등의 행동 문제를 완화하는 데 효과적이다.

심리치료는 치매 환자의 정서적 안정과 인지기능 유지를 위해 다양한 방법으로 적용될 수 있다. 개인 상담의 한 형태인 인지행동치료는 환자가 자신의 부정적인 사고 패턴을 인식하고 이를 긍정적인 방향으로 조절하도록 돕는 것을 목표로 한다. 회상치료는 과거의 사진, 음악, 향기 등 다양한 감각적 자극을 활용하여 환자의 잊힌 기억을 되살리고 회상을 촉진함으로써 인지기능 저하를 늦추는 데 도움을 줄 수 있다. 가족 상담은 치매 환자와 그 가족 구성원이 함께 참여하여 환자의 감정 표현을 돕고, 가족 간의 이해와 효과적인 의사소통 방식을 증진시키는 역할을 한다.

타인과의 의사소통을 활용한 치료법으로는 사회 활동 치료법이 있다. 사회적 활동이 줄어들면 인지기능이 빠르게 저하될 수 있으며, 고립감과 우울증이 심화된다. 사회 활동 치료는 환자가 다른 사람들과 상호작용을 하면서 뇌를 자극하고 정서적으로 안정감을 찾을 수 있도록 돕는다.

그룹 활동 참여는 환자들이 함께 책을 읽고 토론하거나 간단한 요리 활동을 수행하면서 언어능력과 사고력을 유지하고 손과 뇌의 협응력을 증진시키며 사회적 상호작용을 촉진한다. 개나 고양이와 같은 동물과의 교감을 통해 정서적 안정을 얻고 스트레스를 감소시키는 동물 매개 치료는 불안과 우울 증상 감소하는 경향이 있는 것으로 나타났다.

이 외에도 환자가 관심을 가질 수 있는 정원 가꾸기나 수공예 등의 취미 활동을 통해 성취감을 느끼게 하고, 지역사회 봉사활동이나 문화 행사 참여와 같은 사회적 참여를 유도하는 프로그램은 환자들에게 소속감을 제공하고 삶의 활력을 불어넣는다. 어린이 또는 청소년과의 교류 활동은 세대 간의 긍정적인 상호작용을 통해 환자들에게 정서적 안정감을 제공하고 대인관계 만족도를 높이는 효과를 보인다. 실제 적용 사례를 통해 사회활동 치료 프로그램 참여가 치매 환자의 고립감 감소와 삶의 만족도 증가에 기여하고, 동물 매개 치료가 인지기능 저하 속도를 늦추고 감정 표현을 증진시키는 것을 확인할 수 있다.

이와 같은 비약물적 치료법은 치매 환자의 신경가소성을 촉진하고, 인지기능 유지 및 정서적 안정을 돕는 중요한 역할을 한다. 특히, 인지치료, 미술치료, 심리치료, 음악치료, 운동치료, 사회 활동 치료 등은 많은 연구를 통해 효과가 입증되었으며, 치매 환자의 삶의 질을 향상시키는 데 기여한다. 치매 치료는 환자의 상태에 맞춘 다각적인 접근이 필요하며, 비약물적 치료법과 약물 치료를 병행할 때 최상의 치료 효과를 기대할 수 있다.

4장

예방

: 치매 없는 100세 시대, 뇌 근육을 키워라

The End of Alzheimer's

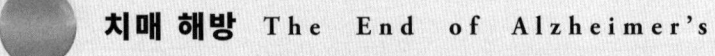
치매 해방 The End of Alzheimer's

노화는 운명이 아니다
: 치매, 막을 수 있을까?

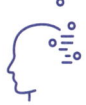

뇌를 젊게
유지하는 방법

우리 뇌는 다양한 기능을 담당하는 여러 영역들이 복잡하게 연결되어 있는 네트워크 구조로 이루어져 있다. 도시의 도로망처럼 뇌 네트워크는 정보를 효율적으로 전달하고 처리하는 역할을 한다. 뇌를 많이 사용할수록 이러한 네트워크는 더욱 강화되고 복잡해지며, 반대로 사용하지 않으면 점차 악화되어 기능이 저하될 수 있다.

뇌도 영역별로 담당하는 기능이 다른데, 측두엽은 기억과 언어 등을 담당하며, 특히 해마는 새로운 정보를 학습하고 기억하는 데 중요한 역할을 한다. 후두엽은 시각 정보를 처리하는 영역으로, 눈으로 본 정보를 뇌에서 해석하는 역할을 한다. 전두엽은 판단, 계획, 성격 등 고차원적인 인지기능을 담당한다. 전두엽이 손상된 치매 환자는 충동적이고 공격적인 행동이나 판단력 저하 등이 나타날 수 있다. 두정엽은 공간 인지, 수리 능력 등을 담당한다. 두정엽이 손상된 치매 환자들은 길을 잃거나 배회하고, 계산 실수를 자주 하게 된다.

뇌의 각 영역을 활성화시키고 뇌 네트워크를 강화하기 위해서는 꾸준한 인지기능 강화 훈련이 필요하다. 인지기능 강화에 좋지 않은 것은 단순 TV 시청이다. TV 시청은 수동적인 활동으로, 뇌를 적극적으로 활용하지 않기 때문에 뇌기능 향상에 큰 도움이 되지 않는다. 반면 글쓰기나 독서와 같은 활동은 뇌를 적극적으로 사용하고 다양한 영역을 활성화시키기 때문에 뇌 건강에 더 효과적이다.

독서, 글쓰기, 퍼즐, 악기 연주, 외국어 학습 등 다양한 활동은 단순히 즐거움을 주는 것을 넘어 우리 뇌를 발달시키는 데 중요한 역할을 한다. 책을 읽거나 글을 쓰는 것은 새로운 정보를 얻고 언어능력을 향상시키는 데 도움이 된다. 특히 일기를 쓰는 것은 자신의 생각과 감정을 정리하는 데도 효과적이다. 스도쿠, 십자말풀이 등 다양한 퍼즐이나 게임은 집중력을 높이고 문제 해결 능력을 키우는 데 도움이 되며, 악기 연주는 시청각 등 다양한 감각과 운동 능력을 동시에 사용하여 뇌를 종합적으로 활성화시킨다. 외국어 학습은 뇌의 가소성을 높이고 기억력과 집중력을 향상시킨다.

뇌의 각 영역을 활성화시키고, 뇌 네트워크를 강화하기 위해 인지기능 강화 훈련이 필요하다. 다양한 인지기능 강화 프로그램이 개발되어 있다. 새로운 정보를 학습하고 기억하는 능력, 읽기, 쓰기, 말하기 등의 언어능력, 문제 해결 능력, 의사 결정 능력, 길 찾기와 방향감각 등의 공간 인지 능력 향상 등의 효과를 기대할 수 있다. 이러한 인지 능력 향상을 위한 방법들을 조금 더 체계화하고 현재 개발되고 있는 디지털 헬스케어와 결합한다면 예방을 넘어 치료의 보조작용까지 할 수 있을 것이다.

인지 중재 치료는 체계적이고 반복적인 과제를 통해 환자의 기억력, 주의력, 실행 기능과 같은 특정 인지 영역을 집중적으로 강화하는 데 초점을 맞추고, 인지 재활 프로그램은 인지적 결함뿐만 아니라 환자의 전반적인 사회 기능 향상을 목표로 하는 다양한 개입법들을 포괄적으로 활용하여 환자들이 일상생활에 더 잘 적응하고 독립성을 유지할 수 있도록 돕는다.

최근에는 디지털 헬스케어 기술과 AI를 융합한 새로운 형태의 인지훈련 및 진단 서비스가 개발되고 있다. AI 기반 뇌 영상 분석 기술은 알츠하이머병을 더욱 이른 시기에 발견하고, 환자에게 적합한 치료제를 선별하는 데 기여할 수 있으며, 다양한 디지털 플랫폼을 통해 제공되는 인지훈련 프로그램은 환자들이 편리하고 지속적으로 인지기능을 관리할 수 있도록 지원한다. 이러한 비약물적 개입들은 손상된 인지기능을 보존하거나 회복시키고, 치매 환자의 정신 행동 증상을 완화하여 궁극적으로 삶의 질을 향상시킨다.

가장 효과적인 의외의 비법, 운동과 식단에 있다

운동은 단순히 건강을 위한 활동을 넘어, 알츠하이머병과 같은 뇌 질환 예방에 매우 중요한 역할을 한다. 특히 유산소 운동과 근력 강화 운동은 뇌 건강에 긍정적인 영향을 미친다.

유산소 운동은 뇌의 신경가소성을 증가시켜 뇌기능을 향상시킨다. 신경가소성이란 뇌 신경세포 간 연결이 새롭게 형성되거나 강화되는 현상을 말한다. 유산소 운동을 하면 뇌신경 생장인자라는 물질이 분비되어 신경세포의 생존과 성장을 촉진하고, 새로운 시냅스 형성을 활성화시킨다. 신경세포와 신경세포가 만나서 시냅스를 형성하는데 유산소 운동을 하면 이 시냅스가 더 많아진다. 즉, 뇌의 네트워크가 더 좋아진다는 뜻이다.

또한, 유산소 운동은 이리신이라는 호르몬 분비를 촉진해 인지기능을 향상시킨다. 이리신은 근육에서 분비되는 호르몬으로, 2019년 학술지 〈네이처 메디신 Nature Medicine〉에 실린 연구에 따르면 이리신이 해마에서 신경의 성장을 촉진해 기억력을 향상시키는 효과가 있다고 한다.

그뿐만 아니라 유산소 운동은 고혈압, 당뇨병, 비만 등 심혈관 질환 위험 요인을 감소시켜 뇌 건강에 간접적으로 기여하기도 한다.

근력 운동도 필요하다. 근력 운동은 인슐린 유사 성장인자 IGF-1의 분비를 증가시켜 뇌 건강에 긍정적인 영향을 미친다. IGF-1은 뇌세포의 성장과 생존을 촉진하고, 인지기능을 향상시키는 역할을 한다. 또 근력 운동은 염증 반응을 억제한다. 염증은 알츠하이머병 발병에 위험 요소인데, 염증 반응을 줄여 뇌 건강을 유지하는 데 도움을 준다. 또한, 동물 실험에서 근력 운동을 한 치매 쥐의 뇌에서 아밀로이드 플라크가 감소하는 것이 확인되었다.

운동은 알츠하이머병 예방을 위한 가장 효과적인 방법 중 하나이다. 유산소 운동과 근력 운동을 꾸준히 실천하면 뇌 건강을 증진시키고, 알츠하이머병 발병 위험을 낮출 수 있다.

운동과 더불어 균형 잡힌 식단은 알츠하이머병 예방에 중요한 역할을 한다. 하지만 현대인들은 가공식품 섭취가 증가하고 불규칙한 식습관을 가지면서 균형 잡힌 식단을 유지하기가 쉽지 않다.

앞서 소개한 핑거 프로그램에서는 균형 잡힌 식단의 기본을 지중해 식단으로 운영하고 있다. 지중해식 식단은 곡물, 채소, 과일, 콩류, 견과류, 올리브오일 등을 주식으로 하고, 붉은 육류 섭취를 줄이며, 생선 섭취를 늘리는 식단이다. 이 식단에는 항산화물질이 풍부하여 활성 산소로 인한 뇌손상을 예방하고 뇌기능을 보호하고, 고혈압, 당뇨병, 심혈관 질환 등 알츠하이머병의 위험 요인을 감소시킨다.

하지만 우리가 지중해에 사는 것도 아니고, 형편상 어렵다면 지중해 식단을 우리나라 식습관에 맞게 변형하여 실천할 수 있다. 예를 들면 고등어나 삼치 같은 오메가-3 지방산이 풍부한 등푸른생선을 섭취하는 것이다. 다양한 색깔의 싱싱한 채소는 비타민과 무기질 섭취에 좋다. 아몬드, 호두, 캐슈너트 등 견과류에는 불포화지방산과 지용성 비타민, 무기질이 풍부하다. 곡물은 현미, 통밀 등 정제되지 않은 곡물을 통해 섬유질을 충분히 섭취할 수 있다. 과일은 비타민과 미네랄이 풍부하지만 당 함량이 높으므로 적정량을 섭취하는 것이 좋다.

탄수화물은 우리 몸의 주요 에너지원이지만 과도하게 섭취하면 비만과 당뇨병 등의 만성질환을 유발할 수 있으므로 정제된 탄수화물 섭취를 줄이는 것이 좋다.

혈관 건강을 유지하는 것이 곧 뇌 건강을 보호하는 길이므로 혈관 건강 관리와 예방 전략을 알아보겠다. 뇌로 가는 혈류가 원활하지 않으면 신경세포에 산소와 영양분 공급이 줄어들어 인지기능 저하로 이어질 수 있다. 알츠하이머병 예방을 위해서는 생활 습관을 개선해야 한다. 혈압, 혈당, 콜레스테롤 수치를 꾸준히 관리하여 혈관 건강을 유지하고, 규칙적인 유산소 운동을 통해 뇌 혈류를 증가시키며, 금연과 절주를 실천하여 혈관 손상과 뇌졸중 및 치매 위험을 줄이고, 충분한 수분 섭취를 통해 혈액 순환을 원활하게 해야 한다.

균형 잡힌 식단은 알츠하이머병 예방뿐만 아니라 전반적인 건강 증진에도 도움을 주고 규칙적인 식사와 건강한 식습관은 비만, 당뇨병, 고혈압 등 만성질환 예방에도 도움을 준다. 지중해식 식단을 참고하여 우리 식단에 맞게 변형하여 실천하면 충분할 것이다. 생활 속에서 실천할 수 있는 예방 방법을 지속적으로 적용하여 뇌 건강을 최상의 상태로 유지하도록 노력하는 것이다.

건강한 정신이 알츠하이머병을 예방한다

알츠하이머병 예방을 위해서는 뇌 건강뿐만 아니라 정신적인 건강도 신경 써야 한다. 특히 사회적 교류는 뇌기능을 활성화하고 우울증을 예방하여 알츠하이머병 발병 위험을 낮추는 역할을 한다.

코로나19 팬데믹으로 인해 사회적 거리 두기가 강화되면서 많은 사람들이 고립된 생활을 경험했다. 이 기간에 요양병원이나 노인정 등에서 알츠하이머병 환자의 증상이 악화되고 새로운 환자가 증가하는 현상이 나타났다. 사회적 교류 부족이 알츠하이머병 발병에 미치는 영향을 보여주는 대표적인 사례이다.

다른 사람들과의 대화, 토론, 새로운 정보를 공유하는 과정에서 뇌는 활발하게 활동하며 인지기능이 향상된다. 사회적 지지 체계는 스트레스를 완화하고 정서적인 안정감을 제공하여 뇌 건강에 긍정적인 영향을 미친다. 외로움과 고립감은 우울증을 유발할 수 있는데, 사회적 교류는 우울증의 예방에도 도움이 된다.

사회적 교류와 정신적 자극은 뇌 건강 유지에 중요한 역할을 한다. 활발한 사회적 활동, 즉 가족이나 친구와의 꾸준한 대면 소통은 신체 활동과 언어 사용 빈도를 높여 뇌 혈류를 개선하고 신경세포 간의 연결을 강화함으로써 치매 예방에 긍정적인 영향을 미친다. 실제로 사회적 고립은 치매 발생 위험을 상당 수준으로 높이는 것으로 알려져 있으며, 봉사활동과 같은 사회 참여는 행복 호르몬 분비를 촉진하여 정서적 안정감을 증진시키고 스트레스를 완화하는 효과를 가져온다.

정신적 자극 또한 뇌기능 향상에 필수적이다. 정기적인 인터넷 사용과 새로운 정보 습득은 뇌를 활발하게 움직여 인지 건강을 증진시키며, 특히 음악 감상은 기억과 관련된 뇌 영역을 활성화하여 과거 기억을 되살리고 정서적인 유대감을 형성하는 데 도움을 준다. 만성적인 스트레스는 기억력 감퇴와 치매 발생 위험을 높이는 주요 요인이므로, 명상, 요가, 심호흡과 같은 이완 기법을 통해 스트레스를 효과적으로 관리한다. 규칙적인 사회적 활동 참여, 독서나 새로운 학습과 같은 정신적 자극 추구,

그리고 스트레스 관리 노력을 통해 건강한 뇌를 유지하고 알츠하이머병 발병 위험을 낮출 수 있다.

일상생활에서는 친구나 가족과 함께 걷기 운동을 하면서 대화를 나누는 것도 좋은 방법이다. 취미 활동을 함께 하는 동호회에 참여하여 새로운 사람들과 만나고 교류하는 것도 좋고, 다른 사람들을 위해 봉사활동을 하는 것도 사회적 소속감을 느끼고 자존감을 높일 수 있는 좋은 방법이다. 그래서 오늘 하루는 어땠는지, 치매 예방을 위한 체크리스트를 작성해보는 것도 좋을 것 같다.

오늘 하루를 보내는 체크리스트

- 오늘 하루 나는 얼마나 다른 사람들과 소통했는가? ☐
- 오늘 하루 나는 어떤 새로운 것을 배우거나 경험했는가? ☐
- 오늘 하루 나는 나의 뇌를 얼마나 활용했는가? ☐
- 오늘 하루 나는 건강한 식사를 했는가? ☐
- 오늘 하루 나는 충분한 운동을 했는가? ☐

치매 예방을 위한 '오늘 하루 체크리스트'

치매 예방의 비밀병기, 글쓰기와 독서

어릴 적 강제로 일기 쓰는 숙제 때문에 '일기' 하면 뭔가 억지로 해야 하고 남에게 보여주기 싫은, 왠지 모를 불편함이 떠오를 수도 있다. 나도 그랬다. 매일 꼬박꼬박 쓰는 것은 좀 부담스럽지만, 신기하게도 가끔 생각날 때, 특히 오전에 잠깐 시간이 날 때 어제 있었던 일들을 찬찬히 떠올리며 끄적이는 일기가 참 좋다. 어제 일을 되짚어보면서 마음도 차분해지고, 반성할 점도 깨닫고 감사한 일도 더 많이 느끼게 되면서, 이게 마음의 평온을 유지하고 스트레스 관리에 꽤 도움이 된다는 것을 느끼고 있다.

요즘엔 어르신들이 모여서 자신의 인생 이야기를 쓰고 책으로 엮어내는 모임도 있다고 한다. 자신의 삶을 돌아보고 기록하는 과정 자체가 본인에게도 의미가 깊겠지만, 자녀 세대에게는 부모님을 더 깊이 이해할 수 있는 소중한 연결고리가 될 수 있을 것 같다. 이런 일기 쓰기와 자서전 쓰기에 과학적으로 긍정적인 효과들이 있다.

꾸준한 읽기와 쓰기는 우리 뇌의 여러 영역을 동시에 활성화시켜 인지기능을 깨우고 튼튼하게 만들어준다. 책을 읽을 때는 언어를 이해하고, 과거 기억을 떠올리고, 논리적으로 생각하는 뇌 부위가 활발하게 움직인다. 글을 쓸 때는 손을 움직이는 운동 능력뿐만 아니라 새로운 아이디어를 떠올리는 창의적인 사고 능력까지 자극된다. 이렇게 복합적인 뇌 활동은 마치 뇌 속의 신경망들을 튼튼하게 이어주어 인지기능 저하를 예방하는 데 아주 효과적이다.

읽기와 쓰기는 뇌가 끊임없이 변화하고 새로운 연결을 만들어내는 놀라운 능력인 신경가소성을 키워준다. 운동을 하면 근육이 발달하는 것처럼 꾸준히 뇌를 사용하는 활동은 뇌의 유연성을 높인다. 손상된 뇌세포를 주변의 건강한 세포들이 대신하도록 돕고, 새로운 인지 전략을 개발하는 능력까지 향상시켜 준다.

또 중요한 것은 인지예비능을 키워준다는 것이다. 인지예비능은 뇌가 손상이나 노화로 인해 발생하는 인지기능 저하에 저항하는 능력이다. 꾸준히 책을 읽고 글을 쓰는 사람들은 나이가 들어 뇌에 어떤 손상이 와도 인지기능이 쉽게 떨어지지 않고, 치매 증상이 나타나는 시점도 훨씬 늦춰진다는 연구 결과들이 많다.

꾸준한 지적 활동은 뇌세포들을 계속 활발하게 움직이게 하는 자극제 역할을 한다. 특히 어려운 책을 읽거나 창의적인 글쓰기를 할 때는 뇌의 핵심 부위인 해마(기억 저장소)와 전두엽(사고와 판단 담당)이 더욱 활발하게 활동한다.

스트레스는 우리 뇌의 적과 같아서 만성적인 스트레스는 기억력을 떨어뜨리고 치매 발병 위험을 높인다. 그런데 신기하게도 독서는 마음을 차분하게 만들고 심리적인 안정감을 주며, 글쓰기는 복잡한 감정을 정리하고 부정적인 감정들을 해소하는 데 아주 효과적이다. 이렇게 스트레스가 줄어들면 스트레스 호르몬인 코르티솔 수치가 낮아지고, 결과적으로 뇌세포가 손상되는 것을 막아주는 효과까지 있다.

혼자 조용히 책을 읽는 것도 좋지만, 책을 읽고 다른 사람들과 이야기를 나누거나 자신의 생각을 글로 표현하는 과정은 사회적인 연결을 넓혀주고 외로움을 줄여서 인지기능 향상에도 도움을 준다. 특히 독서 모임이나 함께 글을 쓰는 활동은 뇌를 더욱 활발하게 사용하도록 자극해서 치매 예방에 긍정적인 영향을 미친다.

읽기와 쓰기는 우리가 세상을 이해하는 데 필요한 중요한 능력인 기억력과 언어능력을 오랫동안 유지시켜준다. 책을 읽으면서 새로운 단어나 개념을 배우고, 글을 쓰면서 자신의 생각을 다양한 단어로 표현하는 과정에서 자연스럽게 기억력이 향상되는 것이다. 연구에 따르면 글을 자주 쓰는 사람들은 단어 구사 능력과 기억력이 오랫동안 잘 유지되고, 이는 치매의 대표적인 증상 중 하나인 언어능력 저하를 예방하는 데 큰 도움이 된다.

최근 한 언론사에서 '하만하천' 캠페인, '하루 만 보 걷고 하루 천 자 읽기'를 실천하자는 운동을 펼치고 있다. 단순히 치매를 예방하는 것뿐만 아니라 젊은 세대들에게도 대사 질환을 예방하고 뇌의 인지예비능을 키우는 아주 좋은 캠페인이라고 생각해서 나도 적극적으로 참여하고 있다. 우리 모두 오늘부터라도 가까운 책을 펼치고, 하루를 마무리하며 짧게라도 일기를 써보는 건 어떨까?

치매 환자들의 일상을 지켜주는 방법

지금까지는 건강한 사람이나 초기 치매 환자의 예방과 관리에 대해 주로 이야기했다면, 이제는 중증 치매 환자나 그들을 돌보는 가족들이 어떻게 하면 치매 환자의 일상을 되찾아줄 수 있을지에 대해 살펴볼까 한다. 핵심은 환자가 스스로 할 수 있는 부분을 최대한 존중하고 격려하며, 정서적인 안정감을 제공하는 데 있다.

중증 치매 환자는 옷 입기, 세수하기, 식사하기 같은 기본적인 일상 활동(ADL)부터 돈 관리, 전화 사용, 약 복용 같은 조금 더 복잡한 활동(IADL)에 이르기까지 점차 어려움을 겪게 된다. 이때 환자가 아예 못 하게 하는 대신, 남아 있는 기능을 최대한 활용하여 스스로 해낼 수 있도록 단계별로 도와주어야 한다. 예를 들어 옷을 고를 때 색깔 스티커나 사진으로 안내해주거나, 식사할 때 잡기 쉬운 큰 손잡이 수저나 안전 식기 같은 단순한 도구를 사용하게 하는 것이다. 이렇게 하면 환자가 능동적으로 참여하고 자존감을 지켜줄 수 있다.

치매 환자에게 다양한 감각 자극은 정서적 안정을 주고 세상과 연결되어 있다는 느낌, 즉 사회적 연결감을 제공한다. 인지적 자극이 어렵더라도 음악을 들으며 과거를 회상하거나 가족사진을 보며 이야기를 나누는 활동은 환자의 마음을 편안하게 해줄 수 있다. 연구에 따르면 음악치료는 환자의 불안과 공격성을 줄이고 긍정적인 감정을 유도하는 데 효과적이라고 한다. 부드러운 손 마사지, 편안한 향기 치료 같은 촉각 및 후각 자극 역시 환자의 마음을 안정시키는 데 도움이 된다. 익숙한 노래를 함께 부르거나 틀어주는 것만으로도 환자가 감정을 표현하기 쉬워지고 보호자와의 유대감을 유지할 수 있다.

낯선 환경은 치매 환자의 혼란을 가중시키므로, 보호자는 환자의 주변 환경을 조정하고 안전을 확보해야 한다. 집안 구조를 단순화하고 위험 요소를 줄이는 것인데, 예를 들면 가구 모서리 보호대, 미끄럼 방지 패드 등을 설치하고, 문에 사진이나 색깔 스티커를 붙여 화장실이나 부엌 등을 쉽게 찾도록 돕는 것이 좋다. 이렇게 안전한 환경을 조성하면 환자의 낙상 위험이나 길 찾기 혼란을 줄여줄 뿐만 아니라, 보호자의 돌봄 부담까지 덜어주는 효과가 있다.

치매 환자는 자신의 의사를 표현하는 데 어려움을 느끼거나 말이 잘 나오지 않아 좌절감을 느낄 때가 많다. 이럴 때는 보호자가 짧은 문장, 쉬운 단어를 사용하여 천천히 이야기해주는 것이 좋다. 환자의 말이나 행동이 때로는 논리적이지 않게 보여 이해하기 어렵더라도, 그 안에 환자의 감정이 숨어 있다는 점을 헤아려보려고 노력해야 한다. 예를 들어 "엄마가 엄마 집에 가고 싶어"라고 반복한다면, 이는 단순히 물리적인 장소인 집에 가고 싶다는 말보다는 집에 대한 그리움을 느끼고 있다거나 현재 있는 곳에서 안정감이 필요하다는 마음의 표현일 수 있다. 보호자가 이러한 방식으로 환자의 감정을 이해하고 대응한다면 환자의 불안과 공격성을 줄이고 돌봄의 질을 크게 높일 수 있다.

치매 환자는 예측 불가능한 변화에 혼란을 더 크게 느끼기 때문에 규칙적인 생활 리듬을 유지해주어야 한다. 낯선 자극이 많으면 혼란이 커지기 때문에, 식사, 수면, 목욕, 산책 등의 일상적인 활동 시간을 일정하게 유지해준다. 규칙적인 생활을 하면 환자의 불안감을 줄이고 다음 일이 예측 가능하므로 안정된 일상을 보낼 수 있다. 이러한 일관된 일정은 환자의 문제 행동을 줄이고 가족의 돌봄 부담도 감소시킨다는 보고도 있다.

마지막으로, 통증과 신체 건강을 꼼꼼히 관리해주어야 한다. 치매 환자는 어딘가 아파도 통증이나 불편감을 잘 표현하지 못하는 경우가 많다. 그래서 보호자는 환자의 통증을 주기적으로 확인하고, 기본적인 위생 관리를 철저히 해주는 것이 중요하다. 통증을 알아차리지 못하고 방치하면, 그 통증으로 인해 공격적이 되거나 불안해하는 등의 행동 문제가 악화될 수 있다.

위에 언급된 접근 방법들은 치매 환자와 보호자 모두의 삶의 질을 높이고, 환자의 남아 있는 기능을 최대한 유지하면서도 안전하고 의미 있는 일상을 이어가는 데 과학적으로 입증된 효과적인 전략들이다. 이 지침들을 잘 숙지하여 실천할 필요가 있다.

'란셋 보고서', 생애 주기에 따른 치매 예방법

**우리 삶에 숨겨진
치매 위험**

치매는 복합적인 원인에 의해 발생하는 퇴행성 뇌 질환이다. 치매의 위험 요인은 크게 두 가지로 보자면 조절이 가능한 요인과 조절 불가능한 요인이 있다. 유전적 요인 외에도 다양한 환경적 요인이 알츠하이머병 발병에 영향을 미치며, 이 중 일부는 개인의 노력으로 관리할 수 있다. 조절이 불가능한 요인으로는 유전적 요인이 있다. 가족력과 특정 유전자 변이 등은 알츠하이머병 발병 위험을 높이는 주요 요인이지만 조절이 불가능하다.

나이 역시 마찬가지다. 고령일수록 발병 위험이 커지겠지만 세월을 돌이킬 수는 없는 법이다.

하지만 생활 습관과 관련해 조절 가능한 위험 요인이 있다. 2024년 란셋The LANCET에는 생애주기별로 조절이 가능한 위험 요인 12가지가 보고되었다. 길 리빙스턴Gill Livingston 박사는 2~3년에 한 번씩 그동안 논문으로 보고된 것들을 메타 분석하여 치매 예방, 관리, 치료 등에 도움이 될 수 있는 요소들을 정리하여 보고하고 있다. 그러다 보니 매번 발표할 때마다 유년기, 청년기, 중·노년이기에 관여하는 요소들이 조금씩 변화하고 있으나 그 추세를 전반적으로 살펴보면 청년기에 잘 관리하면 치매를 예방할 수 있는 요소들을 점점 더 많이 싣고 있다. 즉, 치매는 미리 알고 관리하면 예방 및 관리가 가능하다는 것을 강조하고 있다고 생각한다.

유년기부터 청년기
: 10대의 습관이 뇌를 망친다?

유년기에는 어린 시절의 환경이 미래 뇌 건강의 토대를 형성할 수 있다. 치매는 노년기에 주로 발병하지만, 그 위험은 생애 초기부터 축적된 다양한 요인에 의해 영향을 받는다. 많은 연구

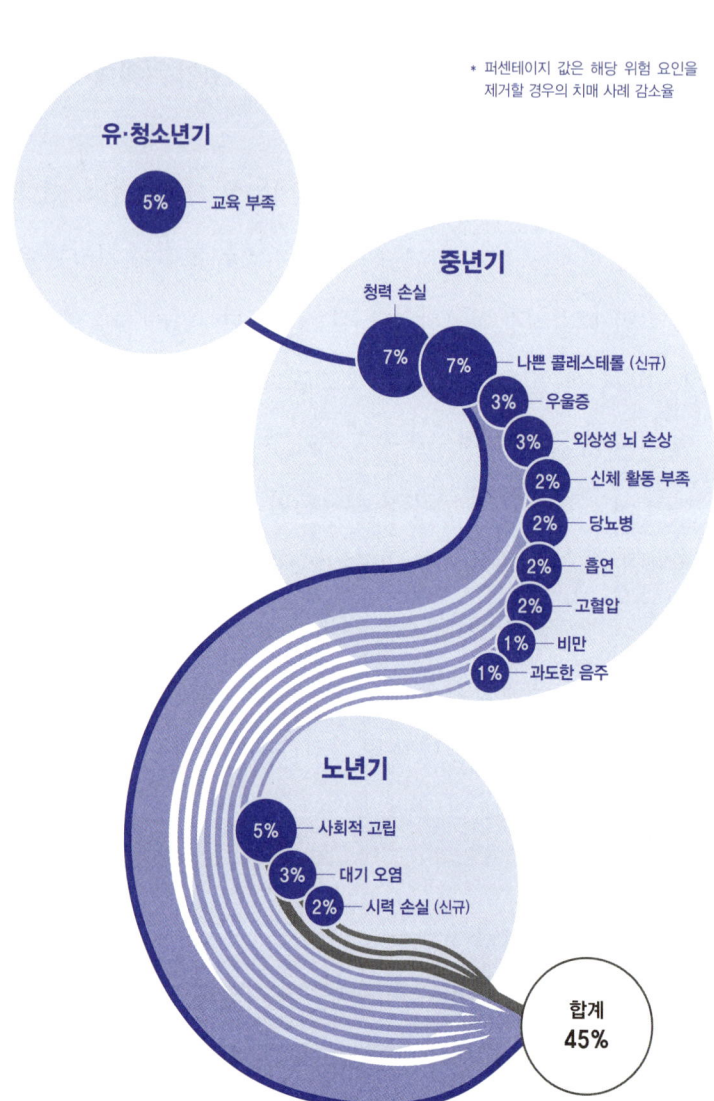

치매 유발 위험 요인 14가지 (©The LANCET)

들에 따르면, 초년기와 청년기에 형성된 생활 습관, 교육 수준, 건강 상태 등이 노년기의 치매 위험을 결정하는 중요한 요소로 작용한다. 초년기와 청년기의 치매 발병 영향 요소들을 살펴보면 다음과 같다.

초년기, 즉 태아기부터 청소년기에 걸친 시기는 뇌 발달에 결정적인 영향을 미친다. 이 시기의 다양한 요소들이 성인이 되어 치매 발병 위험에 영향을 줄 수 있다. 먼저 태아기 및 영유아기의 적절한 영양 상태다. 연구에 따르면 이 시기에 단백질, 철분, 오메가-3 지방산과 같은 필수 영양소의 부족은 신경 발달을 저해하여 알츠하이머병과 같은 신경퇴행성 질환의 위험을 높일 수 있다. 특히 임신 중 어머니의 영양 불균형은 태아의 뇌 발달에 부정적인 영향을 미쳐, 장기적으로 노년기 치매 발병 가능성을 증가시키는 요인이 된다.

반면에 조기 교육 및 학습 경험은 인지예비능을 형성하는 데 중요한 요소다. 낮은 교육 수준과 제한적인 학습 경험은 노년기 치매 위험을 높이는 것으로 나타났다. 세계보건기구 보고서에서도 12세 이전의 교육이 치매 예방에 중요함을 강조한다. 어린 시절의 사회적 환경과 정서적 안정성 역시 간과할 수 없는 요소인데, 아동 학대, 빈곤, 부모의 정신 건강 문제 등으로 인한 정서적 스트레스는 코르티솔 수치를 높여 해마 위축을 초래하고, 이는 장기적인 인지기능 저하 및 치매 위험 증가로 이어질 수 있다. 흥미롭게도 어린 시절 다중 언어 습득은 뇌의 인지예비능을 높여 치매 발병 시기를 평균 4~5년 늦추는 효과가 있다는 연구 결과도 있다. 다중 언어 사용이 뇌의 신경 연결성을 강화하기 때문이다.

청년기의 생활 습관과 경험들도 미래의 치매 발병 위험에 상당한 영향을 미칠 수 있다. 고등 교육 및 직업 활동은 뇌의 인지예비능을 높이는 중요한 요소로, 연구 결과에 따르면 높은 수준의 교육을 받거나 복잡한 문제 해결 및 창의적 사고를 요구하는 직업을 가진 사람들은 인지기능 저하가 늦게 나타나는 경향이 있다. 지속적인 지적 활동이 뇌 신경망을 강화하고 유지하는 데 도움을 주기 때문이다. 단순 반복적인 업무보다는 능동적인 사고를 필요로 하는 활동이 치매 예방에 더욱 긍정적인 영향을 미친다고 할 수 있다.

하지만 청년기에 경험할 수 있는 두부 외상은 간과해서는 안 될 위험 요소다. 특히 미식축구, 복싱, 축구와 같이 머리에 반복적인 충격이 가해지는 스포츠 활동은 만성 외상성 뇌병증(CTE)과 연관되어 노년기 알츠하이머병 발병률을 높일 수 있다. 넘어지거나 교통사고를 당하는 등의 물리적 충격 또한 뇌에 염증 반응을 일으키고 면역세포를 활성화시켜 치매 발병 환경을 조성할 수 있다. 따라서 청년기에는 스포츠 활동 시 적절한 보호 장비를 착용하고, 외부 충격으로부터 머리를 보호하는 조치가 필요하다.

흡연과 과도한 음주 역시 청년기부터 뇌 건강을 심각하게 위협하는 요인이다. 지속적인 흡연은 뇌 혈류를 감소시켜 신경세포 손상을 유발하고, 알츠하이머병과 혈관성 치매 위험을 증가시킨다. 과음은 뇌세포 손상으로 이어져 뇌 위축을 초래하며, 특히 기억 중추인 해마의 크기를 줄여 기억력 저하 및 인지기능 장애를 유발할 수 있다. 신체 활동 부족 또한 문제다. 규칙적인 운동은 뇌 혈류를 증가시키고 신경성장인자 분비를 촉진하여 신경세포 생존에 도움을 주지만, 청년기부터 운동 부족이 지속되면 비만, 당뇨, 고혈압과 같은 만성질환 위험이 커지고, 결국 치매 발병 위험 증가로 이어진다. 걷기, 달리기, 수영과 같은 규칙적인 유산소 운동은 치매 예방 효과가 있다.

청년기의 사회적 고립과 우울증은 노년기 치매 발병 위험을 높인다. 사회적 교류가 적고 정서적으로 고립된 사람들은 치매 발병 가능성이 더 높으며, 청년기에 우울증을 경험하면 노년기 치매 위험이 2배 이상 증가할 수 있다는 연구 결과도 있다. 만성적인 스트레스와 뇌의 염증 반응 증가와 관련이 있을 것으로 추정된다.

최근 연구에서는 청력 소실, 고혈압, 알코올 오남용, 비만이 청년기부터 치매 발병 위험을 높이는 주요 수정 가능 요인으로 새롭게 주목받고 있다. 2024년 란셋 연구에 따르면 청력 손실은 전 세계 치매 사례의 약 7%와 관련이 있을 정도로 큰 영향을 미친다. 청각 피질 기능저하, 인지 부하 증가, 사회적 고립 심화 등을 통해 치매 위험을 높인다. 고혈압은 뇌혈관을 손상시키고 뇌 혈류 감소, 뇌 백질 변성, 아밀로이드 플라크 축적 촉진 등을 통해 혈관성 치매 및 알츠하이머병 위험을 증가시킨다. 알코올 오남용은 뇌 신경세포에 직접적인 독성을 미치고 해마 위축, 신경 염증 및 산화스트레스 증가, 티아민 결핍 등을 유발하여 알코올성 치매 위험을 높인다. 마지막으로 비만은 만성 염증 및 인슐린 저항성 증가, 혈관 건강 악화 및 뇌 혈류 감소, 뇌 구조 변화 등을 통해 치매 발병 위험을 2배 이상 증가시키는 것으로 나타났다.

중장년기
: 뇌의 실질적 위험 요인을 관리하라

리빙스턴 박사의 2024년 란셋 보고서에 의하면 중장년기에는 사회적 고립, 공기 오염, 시각 장애를 제시하였다. 공기 오염과 시각장애는 이번 란셋 보고서에 처음 들어간 치매 발병의 중장년기 위험 요소로 제시하고 있다.

이러한 세 가지 요소 이외에 우리가 고려해볼 요소들이 무엇인지 조금 더 살펴보고자 한다.

치매는 노년기에 주로 발병하지만, 그 위험은 중장년기부터 축적된 다양한 요인에 의해 영향을 받는다. 특히 중장년기와 노년기에는 신체적·인지적·환경적 요인들이 치매 발병에 중요한 영향을 미치게 된다.

중장년기에 당뇨병을 진단받으면 노년기 알츠하이머병과 혈관성 치매 발병 위험을 현저히 높이는 주요 요인으로 작용한다. 연구에 따르면 당뇨병 환자는 정상인보다 치매 발병 위험이 50%에서 100%까지 증가하는 것으로 나타났다. 주요 원인은 인슐린 저항성 증가이다. 인슐린 저항성은 뇌세포의 에너지 대사를 저하시키고, 치매의 주요 원인물질 중 하나인 아밀로이드 베타 단백질 축적을 촉진하여 알츠하이머병 발병 위험을 높인다. 그뿐만 아니라, 당뇨병은 뇌혈관을 손상시켜 혈액 공급을 원활하지 못하게 만들어 혈관성 치매 발병 위험을 증가시키는 직접적인 원인이 된다.

고혈압 또한 중장년기에 간과할 수 없는 치매 발병 위험 요소다. 연구에 따르면 40~60대 사이에 고혈압을 경험한 사람들은 알츠하이머병 발병 위험이 약 60% 증가한다. 고혈압이 지속되면 뇌의 미세혈관이 손상되어 뇌 조직에 산소와 영양분 공급이 제대로 이루어지지 않게 되고, 이는 결국 뇌 신경세포의 퇴행을 촉진한다. 또한 고혈압은 뇌의 백질white matter에 병변을 형성하여 뇌기능 간의 연결성을 저하시키고, 이는 인지기능 저하로 이어져 치매 발병 위험을 높이는 중요한 메커니즘으로 작용한다.

비만 역시 중장년기의 치매 위험을 증가시키는 주요 요인 중 하나로, 특히 복부 비만은 더욱 심각한 위험 요인으로 간주된다. 중년기에 비만이었던 사람들은 정상 체중인 사람들보다 치매 발병 위험이 2배 이상 높다. 비만은 체내에 만성 염증을 유발하고 산화스트레스를 증가시켜 뇌세포 손상을 촉진하여 치매 위험을 높인다. 게다가 뇌 혈류를 감소시키고 인슐린 저항성을 유발하여 뇌의 신경 퇴행성 변화를 가속화시킨다.

마지막으로 중장년기의 만성적인 수면 부족은 치매 위험을 증가시키는 요소다. 수면 시간이 6시간 이하인 사람들은 그렇지 않은 사람들보다 치매 발병 위험이 약 30% 높아진다. 수면 부족은 뇌에서 독성 단백질의 제거를 방해하여 치매 발병을 촉진한다. 또한 만성적인 불면증은 해마 기능을 저하시켜 기억력 감퇴를 유발한다.

노년기
: 활발한 운동으로 치매를 극복하라

노년기의 치매 발병 영향 요소로는 신체 활동 부족이 있다. 노년기에 신체 활동이 부족하면 치매 발병 위험이 크게 증가한다. 규칙적인 운동을 하는 사람들은 그렇지 않은 사람들보다 치매 발병 위험이 약 40% 감소한다. 운동은 뇌 혈류를 증가시키고, 신경성장인자를 활성화하여 신경세포 보호 효과를 제공한다. 또한, 규칙적인 운동은 스트레스 호르몬인 코르티솔의 분비를 줄이고, 전두엽 기능을 강화하여 기억력 유지에 도움을 준다.

노년기의 사회적 고립과 우울증은 치매 발병과 밀접한 관련이 있다. 사회적 교류가 적은 사람들은 치매 발병 위험이 50% 이상 증가한다. 사회적 상호작용이 부족하면 해마가 위축되고, 이는 기억력 감퇴 및 인지기능 저하로 이어질 수 있다. 사회적 고립이 일어나게 되면 만성적인 우울한 감정을 느끼게 되는데, 이러한 만성적 우울증은 뇌 내 염증 반응을 증가시키고, 신경전달물질(세로토닌, 도파민 등)의 불균형을 초래하여 치매 위험을 높인다.

노년기의 영양 불균형 및 단백질 섭취 부족 역시 치매 발병 위험을 증가시킬 수 있다. 비타민 B12, 오메가-3 지방산, 비타민 C 등 항산화 영양소의 부족은 뇌 신경세포 손상을 유발할 수 있다. 또한, 단백질 섭취가 부족하면 근육량 감소(근감소증)가 발생하고, 이는 뇌 건강에도 부정적인 영향을 미친다.

이런 요인들은 다행히 스스로 인지하고 조금 노력하여 생활 습관 개선을 통해 조절이 가능한 것들이다. 위험 요인 중 조절 가능한 요인을 관리하는 것은 치매 예방을 위한 중요한 전략이 될 수 있다. 규칙적인 운동, 건강한 식습관 유지, 금연, 절주, 스트레스 관리 등을 통해 충분히 예방하고 관리할 수 있다. 건강한 생활 습관을 유지하고, 정기적인 건강검진을 통해 잘 관리를 하기만 해도 치매에 걸릴 위험은 상당히 줄어든다.

치매 해방의 열쇠, 인지예비능

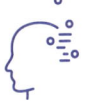

인지예비능이란 무엇인가

치매 예방을 위한 핵심 요소 중 하나인 '인지예비능'이란, 뇌의 손상이나 노화에도 불구하고 인지기능을 유지할 수 있는 능력, 즉 뇌의 근력이라고 할 수 있다. 건강한 몸을 유지하기 위해 운동을 하여 근력을 만들듯이 뇌 건강을 위해서는 반드시 인지예비능을 키워야 한다.

인지예비능은 인지기능 저하에 대한 저항력, 뇌의 근력, 뇌의 힘이라고 말씀드릴 수 있겠다. 꼭 병에 걸리지 않아도 자연적인 노화에 의해서도 점점 인지기능이 감소한다. 그렇지만 알츠하이머병 같은 질병에 걸리면 뇌 안에 병인 물질이 쌓이게 되면서 신경세포를 죽이고, 신경 손상이 일어나서 결국 치매로 가는 과정을 거친다.

인지예비능이 있다면 뇌에 병리 현상이 있어도, 뇌에 신경독성 물질이 쌓여도 인지기능 저하가 없이 정상 생활을 할 수 있게 하는 뇌의 보상 능력이다. 뇌 내의 신경세포가 죽는 구조적인 뇌손상이 있어도 뇌의 다른 부위나 신경 회로를 활용하여 기능을 유지하거나 보완하는 역할을 하여 정상 수준의 인지기능을 유지할 수 있다. 신경세포는 한번 죽으면 다시 살아나지 않는데, 이게 어떻게 가능한 것일까?

인지예비능이 있으면, 신경세포가 죽어도 더 많은 가지를 뻗어내어 네트워크를 만들어낼 수 있다. 뇌 안에 신경 네트워크를 만들어서 그것을 끄집어내어 쓸 수 있는 능력이 생기는 것이다. 이 때문에 정상 수준의 인지기능을 유지할 수 있게 된다. 물론 평생 유지할 수는 없기 때문에 신경세포가 아주 과다하게 죽는다면 치매 증상이 나타나게 된다.

인지예비능은 개인의 생애 경험을 통해 형성된다. 즉, 높은 교육 수준, 복잡한 직업, 지속적인 지적, 사회적 활동, 독서, 외국어 학습, 음악 연주 등은 인지예비능을 강화한다. 다시 치매와의 연관성을 설명한다면, 치매는 알츠하이머병 등의 신경퇴행성 질환에 의해 뇌세포가 점진적으로 손상되면서 기억력, 언어능력, 판단력 등 인지기능이 저하되는 질환이다. 알츠하이머병은 아밀로이드 플라크나 타우 단백질 축적과 같은 병리적 변화가 뇌에 발생하면서 진행된다. 그러나, 동일한 병리 수준을 가진 사람이라 하더라도, 증상의 발현 시기나 심각도는 개인에 따라 크게 다를 수 있다. 이 차이를 설명하는 요인이 바로 인지예비능이다. 인지예비능이 높은 사람은 병리 변화가 있어도 증상이

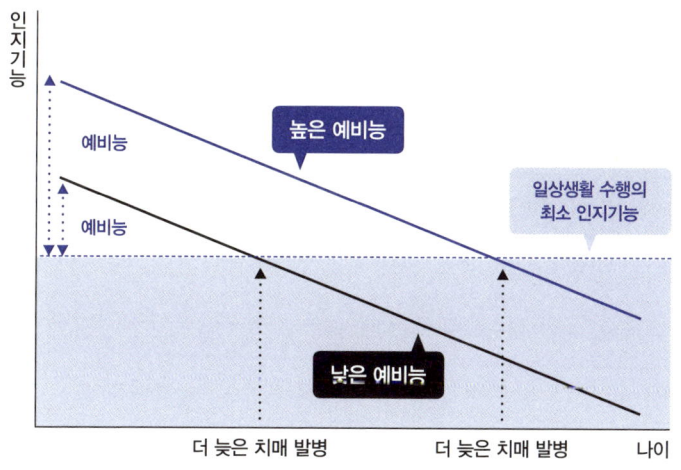

높을수록 치매 발병을 늦추는 인지예비능

늦게 나타나거나 경미하게 진행되는 경향이 있다. 인지예비능은 뇌가 손상된 경로를 우회하거나 대체 경로를 동원하여 손실된 기능을 보상하도록 돕는다.

뇌의 근력이라고 하는 인지예비능이 높을수록 치매 발병을 늦추는 것이다. 그래프의 빨간색이 낮은 예비능, 파란색이 높은 예비능이라고 했을 때, 예비능이 낮은 뇌는 더 빠른 치매 증상이 나타나고, 일상생활을 영위할 수 있는 시간이 더 짧아지게 된다. 예비능이 높은 뇌는 치매 발병이 늦어지고 일상생활 수행에 최소 인지기능을 유지할 수 있는 기간이 더 늘어나게 된다. 그래서 뇌의 근력인 인지예비능을 키워야 한다.

80세에도 40대 뇌를 유지하는 사람들의 비밀

그렇다면 어떻게 인지예비능을 높이는가? 인지예비능을 높이는 방법은 다양하다.

우리 뇌는 꾸준한 자극과 관리를 통해 더욱 건강하게 유지될 수 있다. 규칙적인 운동은 뇌에 산소를 공급하고 새로운 신경 연결을 만들어 뇌를 활성화하는 데 도움을 준다. 특히 유산소 운동과 근력 운동을 함께 하는 것이 좋다. 독서, 글쓰기, 퍼즐, 외국어 학습과 같은 다양한 인지훈련도 뇌를 활발하게 만들어준다. 다른 사람들과 사회 활동을 통해 교류하고 소통하는 것은 사회성을 키우고 정서적으로 안정감을 얻게 해준다. 스트레스를 관리하고 긍정적인 마음을 유지하는 것 또한 뇌 건강에 큰 영향을 미친다. 마지막으로 균형 잡힌 식단을 통해 뇌에 필요한 영양분을 충분히 공급한다. 건강한 뇌를 유지하기 위해서는 규칙적인 운동, 다양한 인지 활동, 사회 활동, 긍정적인 마음, 건강한 식습관을 모두 실천한다.

앞서 2장에서 소개해드린 치매 예방 체크리스트를 젊어서부터 잘 활용하면 인지예비능을 쌓아갈 수 있을 것이다. 80대인데도 뇌의 기능이 40대 같은 사람을 '슈퍼에이저Super-Ager'라고 한다. 슈퍼에이저는 나이에 비해 월등히 높은 인지 능력을 가진 사람들을 말한다. 이들은 뇌의 노화 속도가 일반인보다 훨씬 느리고, 치매에 걸릴 위험도 낮다. 슈퍼에이저들은 평생 꾸준히 학습하고 새로운 경험을 추구하며 활발한 사회 활동을 해왔다는 공통점이 있다.

치매를 이기는
가장 간단한 방법

인지예비능을 강화하기 위해서는 복잡하고 도전적인 작업이 필요한데, 인지예비능을 키우기 위한 활동으로 내가 직접 실천하고 있는 것부터 소개해보려고 한다.

얼마 전 한 언론사에서 주최하는 강연에 갔는데, 강연회에 참석한 여러 사람이 '하만하천' 운동에 가입하라고 권하여 바로 가입했다. '하만하천' 운동은 '하루 만 보 걷고, 하루 천 자 읽기' 운동이다. 나는 하루 1천 자는 쉽게 읽는데 하루에 1만 보 걷기가 쉽지 않았다. 많은 지식을 접하고 다양한 인지적 도전을 하자는 의미에서 소개했다.

악기 연주도 상당히 좋다. 나는 4년 전부터 피아노를 배우기 시작했는데, 음표를 보는 일부터 힘든 작업이었다. 도전적이었다는 뜻이다. 음표를 보고, 오른손 왼손 건반을 치고, 소리의 강약을 조절해야 하고, 이제 겨우 됐다 싶었더니 발로는 페달을 밟으란다. 끊임없는 도전으로 그 복잡한 과정을 동시에 진행해야 하는 일이다. 레슨 시간이 한 시간 정도 되는데, 수업이 끝나고 나면 뻗을 지경이 된다. 나는 몇 시간이나 강의를 하고도 활발한 사람인데, 한 시간 악기를 배우고 연주하고 나면 정말 너무너무 힘들었다. 피아노를 치는 것은 복잡하고 나에게는 도전적인 작업이었기 때문이다. 이렇게 각각 본인에게 도전적인 작업이라고 생각하는 것을 시작해야 한다. 나에게는 악기가 도전이었지만, 다른 분들에게는 또 다른 일이 도전적일 것이다. 음악, 미술, 독서 등 다양한 취미 활동을 선택할 때 '도전'을 고려하시기를 바란다.

유연성 운동과 근력 운동을 규칙적으로 해야 한다. 요양 시설에 오시는 노인분들의 입소 과정을 추적하면 질병의 기저에 넘어짐 사건이 항상 원인이 되었다. 넘어지면서 자리에 눕게 되고, 그러면 사회적으로도 단절되고, 영양을 비롯해 여러 자극 활동이 줄어듦에 따라 점점 치매를 향하는 쪽으로 가게 된다. 낙상, 넘어짐, 부딪힘 등을 조심하기 위해서 근력 운동과 유연성 운동을 평소에 많이 해야 한다.

활발한 사회 활동이 필수적이다. 크고 거창한 사회 진출이 아니라 친구들과 만나거나, 공원에 나가서 마주치는 사람들과 인사와 이야기를 나누거나, 자녀분들과 여러 주제에 대한 다양한 대화를 하는 것들이 다 중요하다. 중국에서는 동네 사람들이 아침마다 공원에 모여서 태극권이라는 운동을 한다. 여럿이 모여서 근력 운동도 하고 정신력 집중 운동도 하고 만나고 헤어질 때 인사하면서 한 가지 운동으로 여러 가지가 복합적으로 해결되는 사회 활동이라는 생각이 든다. 우리나라에서도 이런 자연스러운 문화가 만들어졌으면 좋겠다. 일정한 시간, 일정한 장소에 가서 모르는 분들과 자연스레 같이 운동도 하고 대화도 나눌 수 있는 공간들이 많이 생겼으면 좋겠다는 바람이 있다. 현재는 경로당이나 공원 등이 이를 대체하고 있는데, 여러 루트를 통해 활발한 사회 활동을 이어가면 좋을 것 같다.

오늘부터 실천할 수 있는 활동들을 한번 정해보고, 책을 읽고 피아노를 치고 집 근처에서 운동을 하거나, 그게 아니더라도 집

요일	실천 내용
월요일	30분 걷기 + 세바시, 언더스탠딩 등 전문적인 주제에 관한 강연 1편 보기
화요일	책 30쪽 읽기 + 외국어 앱 학습 15분
수요일	스트레칭 운동 30분 + 친구나 가족과 통화
목요일	퍼즐 풀기 + 자원봉사나 동호회 활동
금요일	다큐멘터리 시청 + 일기 쓰기
토요일	1시간 산책 + 가족이나 친구 만나기
일요일	명상 10분 + 주간 활동 리뷰 및 다음 주 계획하기

인지예비능 향상을 위한 실천 계획표

에서 음악을 틀어놓고 막춤을 추거나, TV에 나오는 노래를 같이 따라 불러보아도 좋다. 동아리 활동으로 산에도 가는 것 등, 실천할 수 있는 작은 목표를 세우고 하나하나 시도해나가는 것, 그것을 오늘부터 해보는 것이 좋겠다.

||||||||||||||||||||||||||||| 건강별책 |||||||||||||||||||||||||||||

뛰어난 인지예비능을 가진 유명인들

치매는 전 세계적으로 많은 사람들에게 영향을 미치는 질환으로, 여러 분야의 유명인들도 이 질환을 겪었다. 치매를 앓았던 몇몇 저명한 인물들의 생애, 치매 증상, 그리고 이를 공개하게 된 계기에 대해 알아보자.

1. 로널드 레이건 Ronald Reagan

로널드 레이건은 1911년 2월 6일 일리노이주에서 태어나 영화배우로 활동하다 정치계에 발을 들였다. 1981년부터 1989년까지 미국의 제40대 대통령으로서 냉전 종식과 보수주의 부흥에 중요한 역할을 했다. 퇴임 후인 1994년 알츠하이머병 진단을 받았고, 같은 해 11월 5일 국민들에게 보낸 "이제 나는 인생의 황혼기에 접어들고 있다"라는 친필 서한을 통해 이 사실을 알렸다. 이후 대중 앞에 모습을 드러내는 횟수가 줄어들었고, 2004년 6월 5일 93세의 나이로 생을 마감했다.

2. 마거릿 대처 Margaret Thatcher

마거릿 대처는 1925년 10월 13일 영국에서 태어나, 1979년부터 1990년까지 영국 역사상 최초의 여성 총리로서 '철의 여인'이라는 별칭을 얻으며 보수적인 경제 정책과 강력한 리더십으로 국제적인 명성을 떨쳤다. 2000년대 초반부터 단기 기억 상실과 같은 치매 증상이 서서히 나타나기 시작했고, 결국 2002년에는 건강 악화를 이유로 공개 연설을 중단하기에 이르렀다. 그녀의 치매 사실은 공식적으로 발표되지 않았으나, 딸인 캐럴 대처가 2008년에 출간한 회고록을 통해 어머니의 치매 투병 사실을 세상에 알렸다. 마거릿 대처는 이후 투병 생활을 이어가다 2013년 4월 8일 87세의 나이로 세상을 떠났다.

3. 글렌 캠벨 Glen Campbell

글렌 캠벨은 1936년 4월 22일 아칸소주에서 태어나 미국의 컨트리 음악계에서 뛰어난 가창력과 기타 실력으로 이름을 알린 뮤지션으로, 〈라인스톤 카우보이 Rhinestone Cowboy〉와 같은 수많은 히트곡을 발표하며 큰 사랑을 받았다. 2011년 알츠하이머병 진단을 받았고, 같은 해 6월 가족들과 함께 이 사실을 대중에게 알렸다. 이후 '굿바이 투어 Goodbye Tour'라는 이름의 마지막 투어를 진행하며 병마와 싸우는 그의 모습은 다큐멘터리 영화 'Glen Campbell: I'll Be Me'에 고스란히 담겨 많은 이들에게 감동을 주었다. 글렌 캠벨은 팬들의 기억 속에 영원할 음악들을 남기고 2017년 8월 8일 81세의 나이로 세상을 떠났다.

4. 찰턴 헤스턴 Charlton Heston

찰턴 헤스턴은 1923년 10월 4일 일리노이주에서 태어난 미국의 대표적인 배우로, 〈벤허〉와 〈십계〉와 같은 불후의 명작들을 통해 전 세계 영화 팬들의 사랑을 받았다. 그는 2002년 8월, 알츠하이머병 초기 증상을 겪고 있다는 사실을 공개적으로 밝혔다. 이후 점차 공적인 활동을 줄여나갔으며, 안타깝게도 2008년 4월 5일 84세의 나이로 세상을 떠났다.

5. 이태영 변호사

이태영(1914~1998) 변호사는 대한민국 최초의 여성 변호사이자 여성 인권 운동가로서, 불평등한 법률 조항의 개정과 여성의 법적 지위 향상에 혁혁한 공을 세운 선구자다. 평안북도 운산군에서 태어나 1936년 이화여자전문학교 가사과를 수석으로 졸업한 그녀는, 이후 서울대학교 법과대학에 여성 최초로 입학

하여 1950년 졸업하는 쾌거를 이루었다. 1952년 제2회 고등고시 사법과에 합격했음에도 불구하고 당시 대통령이었던 이승만의 반대로 판사의 꿈을 이루지 못했지만, 좌절하지 않고 변호사의 길을 걸으며 법조계에 입문했다. 1956년에는 한국가정법률상담소(초기 여성법률상담소)를 설립하여 가족법 개정 운동을 주도하며 여성의 법적 권리 보호에 앞장섰고, 1963년 가정법원 설치에 결정적인 기여를 했다. 또한 1976년 서울 여의도에 여성백인회관을 건립하여 여성 권익 증진을 위한 헌신적인 활동을 꾸준히 이어갔다.

대한민국 여성 법조계의 기념비적인 업적을 남긴 이태영 변호사는 말년에 치매로 고통받았다. 1998년 12월 17일 동아일보 보도에 따르면, 당시 이희호 여사가 병환 중인 이태영 변호사를 문병했으나 심한 치매 증세로 인해 알아보지 못할 정도였다고 한다. 또한 2008년 10월 15일 코메디닷컴 보도에서도 그녀가 알츠하이머형 치매로 오랫동안 고통받다가 1998년에 별세했다는 사실이 명시되어 있다. 그녀의 파란만장했던 삶과 빛나는 업적은 대한민국 여성 법조 역사의 중요한 페이지로 영원히 기록될 것이며, 말년의 치매 투병 역시 인간적인 면모를 보여주는 기록으로 남아 있다.

이처럼 사회 각 분야에서 존경받는 저명한 인물들도 치매를 겪었다. 그들의 용기 있는 경험 공개는 치매에 대한 사회적 인식을 높이고, 질병의 심각성을 일깨워 연구와 지원의 중요성을 환기시키는 데 기여했다.

|||||||||||||||||||||||||||||||||| 건강별책 ||||||||||||||||||||||||||||||||||

인지예비능을 높여주는
다양한 활동들

인지예비능은 뇌가 손상이나 노화에도 불구하고 기능을 유지할 수 있도록 돕는 능력이다. 이는 유전적 요인뿐만 아니라 교육 수준, 직업, 사회적 활동, 생활 습관 등 다양한 경험과 환경적 요인에 의해 형성된다. 현재 각 병원에서 공통으로 사용되는 인지예비능을 직접적으로 평가하거나 발달시키기 위한 표준화된 자가 진단 리스트나 체크리스트는 존재하지 않지만 치매 예방과 조기 발견을 위해 인지기능을 평가하는 다양한 도구와 프로그램이 활용되고 있다. 이러한 것들을 참조하여 독자들의 편의성을 위해 필요한 요소들을 정리해 보면 다음과 같다.

다음 항목을 읽고 자신에게 해당하는 부분에 체크해본다. 총 점수가 높을수록 인지예비능이 높은 편이며, 낮을수록 인지예비능을 키우기 위한 노력이 필요할 수 있다.

인지예비능 자가 진단
Self-Assessment for Cognitive Reserve

교육 및 학습 습관	정규 교육(고등교육 포함)을 12년 이상 받았다.	☐
	새로운 언어를 배우거나, 정기적으로 학습 활동을 한다.	☐
	책, 논문, 신문 등을 자주 읽는다.	☐
	다양한 주제에 대해 학습하고, 토론하는 것을 즐긴다.	☐
직업 및 사회 활동	직업적으로 정신적 자극이 많은 업무를 수행했다(예: 연구, 교육, 경영 등).	☐
	정년 이후에도 학습, 자원봉사, 사회 활동을 활발히 한다.	☐
	새로운 기술이나 도구(스마트 기기, 소프트웨어 등)를 배우는 데 익숙하다.	☐
생활 습관 및 신체 건강	규칙적으로 유산소 운동(걷기, 수영, 자전거 등)을 한다.	☐
	균형 잡힌 식습관(지중해식 식단, 단백질·비타민B군 풍부한 식사)을 유지한다.	☐
	충분한 수면(7~8시간)을 취한다.	☐
	만성질환(고혈압, 당뇨, 고지혈증 등)을 잘 관리하고 있다.	☐
사회적 관계 및 활동	친구, 가족과 정기적으로 만나고 교류한다.	☐
	새로운 사람을 만나고 관계를 형성하는 데 적극적이다.	☐
	정기적으로 취미 활동(악기 연주, 미술, 춤 등)을 한다.	☐

창의적 및 인지적 도전	새로운 취미나 창의적인 활동(그림 그리기, 악기 연주, 글쓰기 등)에 도전한다.	☐
	퍼즐, 보드게임, 체스, 브레인 트레이닝 앱 등을 활용하여 두뇌를 자극한다.	☐
	여행을 자주 다니며 새로운 환경을 경험한다.	☐

인지예비능 발달을 위한 체크리스트
Checklist for Enhancing Cognitive Reserve

지속적인 학습과 두뇌 훈련	매일 최소 30분 독서(책, 신문, 논문 등)	☐
	새로운 기술(프로그래밍, 악기 연주, 언어 등) 배우기	☐
	두뇌 훈련 게임(퍼즐, 체스, 보드게임 등) 주 3회 이상 하기	☐
신체 건강 유지	주 3~5회 유산소 및 근력 운동하기	☐
	신선한 채소, 과일, 생선, 견과류 중심의 식단 유지	☐
	하루 7~8시간 규칙적인 수면	☐
사회적 활동 참여	매주 친구, 가족과 만나거나 연락하기	☐
	봉사활동, 동호회, 지역 모임 등 참여	☐
	새로운 사람과 교류하며 인간관계 확장	☐

스트레스 관리	명상, 요가, 호흡법 등을 활용한 긴장 완화	☐
	긍정적인 사고방식과 감정 조절 연습	☐
	스트레스 해소를 위한 취미 활동 유지	☐
창의적 도전과 변화 경험	여행을 통해 새로운 문화 경험하기	☐
	그림, 글쓰기, 요리 등 창의적인 활동 도전	☐
	루틴에서 벗어나 새로운 일 시도해보기	☐

    인지예비능을 높이는 다양한 생활 습관과 활동들은 과학적으로 입증된 바 있다. 위의 자가 진단 항목과 발달 체크리스트는 연구 기반의 실질적인 방법들을 반영한 것으로, 이를 꾸준히 실천하면 노년기 인지 건강을 효과적으로 유지할 수 있다.

치매 없는 대한민국,
치매 해방의 기적

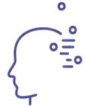

치매 극복을 위한
국가적인 노력

치매 극복을 위한 국가적인 노력도 이루어지고 있다. 치매 극복을 과학적으로 연구 개발하기 위해 2020년에 과학기술정보통신부와 보건복지부에서 국고를 출연해서 치매극복연구개발사업단을 출범시켰다. 내가 사업단의 단장을 맡고 있는데, 사업단의 목표는 '치매 발병 5년 지연으로 연간 치매 환자 증가 속도 50% 감소'이다. 발병을 5년만 지연시켜도 개인, 가족, 사회적으로 상당한 보탬이 될 거라고 확신한다. 9년을 목표로 출범한 사업이 현재 6년 차가 됐다.

초기 1단계에는 치매의 원인 규명 및 발병 기전 연구를 집중하면서, 그 결과를 토대로 조기진단을 할 수 있는 타깃을 발굴하고, 치료제의 새로운 타깃을 발굴해서 조기진단 예측, 예방 치료 기술로 갈 수 있는 근간을 마련했다.

2단계인 지금은 진단과 치료 기술을 검증하고, 임상적으로 검증하면서 기술을 고도화해 한국인 맞춤형 바이오마커 개발을 하거나 조기진단 기술을 개발하려고 열심히 노력하고 있다. 원인 치료제를 개발하고 이 치료제들이 뇌에서 작용하게 하는 것이 어려운 일이므로 뇌에 치료제를 전달할 기술, 전달을 극대화할 수 있는 방법을 사업단에서 과제로 선정해서 열심히 연구하고 있다.

치매 예방 프로그램도 개발하고 있다. 현재 사용되는 치매 예방 프로그램이 해외에서 개발된 것이라 국내에서 적용이 가능하도록 한국형 치매 예방 프로그램을 구축해 보급까지 할 수 있도록 열심히 노력하고 있다.

이를 토대로 데이터 기반 치료 시스템도 구축 중이다. 이렇게 하나하나 별개의 연구들로 되는 게 아니라 이런 데이터를 모두 모아서 치매 연구 정보 통합 및 연계 플랫폼을 구축하고 있다.

데이터들을 모두 모으면, 데이터와 AI 기반으로 맞춤형 치료 진단 시스템을 제공해 드릴 수 있을 거라고 믿고 있다. 현재 많은 연구자가 본 사업단의 연구 책임자로서 활동하며 다양한 관점과 다양한 방법으로 치매 치료를 위해 다 함께 노력하고 있다.

세상에서 가장 행복한 치매 마을

치매 환자들이 안전하고 익숙한 환경에서 자유롭게 생활하며 삶의 질을 높이는 것을 목표로, 전 세계적으로 다양한 형태의 치매 돌봄 모델이 생겨나고 있다. 기존의 요양 시설과는 다른 방식으로 환자들의 자율성과 존엄성을 존중하는 이 모델들은 치매 환자에게 보다 인간적인 삶을 제공하고자 한다.

먼저 네덜란드의 호그벡Hogeweyk 마을은 2009년 암스테르담 인근에 처음으로 문을 연 치매 환자 전용 마을이다. 이곳은 치매 환자들이 안전하고 자유로운 환경에서 일상생활을 영위하며 삶의 질을 높이는 것을 목표로 한다. 마을 안에는 슈퍼마켓, 카페, 미용실, 극장 등 다양한 편의 시설이 갖춰져 있어 환자들이 자유롭게 이용할 수 있다. 환자들은 최대 6~7명씩 가정집 형태의 주거 공간에서 생활하며, 각 집은 환자들의 과거 생활 방식과 취향을 반영해 꾸며져 있다. 의료진과 돌봄 제공자들이 마을에서 함께 생활하며 환자들을 지원하지만, 의료복이 아닌 일반 복장을 착용하여 환자들이 더욱 자연스러운 환경에서 지낼 수 있도록 돕는다. 마을 전체가 안전하게 설계되어 환자들이 자유롭게 이동할 수 있으며, 이는 환자들의 자율성과 존엄성을 존중하는 데 중점을 둔다.

현재 약 150~170명의 치매 환자가 거주하고 있으며 250여 명의 직원이 근무하는데, 비용은 거주자의 개인 재정 상황에 따라 정부의 장기 요양 보험 제도를 통해 지원된다. 호그벡 마을은 치매 환자들의 삶의 질 향상과 혁신적인 돌봄 모델로 국제적인 주목을 받아 다른 나라에서도 유사한 모델이 도입되고 있다.

이러한 혁신적인 시도는 다른 나라에서도 이어지고 있다. 2020년 프랑스 닥스Dax에 세워진 빌라주 랑데 알츠하이머Village Landais Alzheimer는 약 100명의 알츠하이머 환자들을 위한 거주 공간이다. 이곳에는 식당, 도서관, 공연장, 미용실, 정원, 미니 농장 등이 있어 주민들이 다양한 활동에 참여할 수 있다. 건축은 지역 전통 마을 형태를 모방하여 알츠하이머병 환자들에게 친숙함을 제공하며, 주민들이 마을을 자유롭게 돌아다니며 자율성과 웰빙을 증진하도록 돕는다.

이탈리아 로마 북부의 부팔로타Bufalotta 지역에는 2018년에 설립된 빌라지오 에마누엘레Villaggio Emauele가 있다. 약 100명의 알츠하이머병 환자를 위한 이곳은 전통적인 이탈리아 마을의 형태를 재현하여 주민들에게 익숙한 환경을 제공한다. 주민들은 정원 가꾸기, 요리, 음악 감상 등 다양한 활동에 참여할 수 있으며, 이러한 건축 설계는 주민들의 일상생활을 지원하고 자율성과 웰빙을 증진하는 데 초점을 맞추고 있다.

미국 캘리포니아주 샌디에이고에는 2018년에 문을 연 글레너 타운 스퀘어Glenner Town Square라는 치매 환자 주간 돌봄 센터가 있다. 이곳은 1950~1960년대 미국 마을의 모습을 재현하여 주민들에게 친숙한 환경을 제공한다. 시설 내에는 식당, 영화관, 미용실, 도서관 등 다양한 공간이 있어 주민들이 자유롭게 이용하며, 회상 요법을 활용하여 주민들의 장기 기억을 자극하고 정서적 안정감을 제공한다. 주간 프로그램으로 운영되어 가족들이 환자를 맡기고 잠시 휴식을 취할 수 있도록 돕는다는 점이 특징이다.

일본에서는 지바현 마쓰도시에 치매 친화적 커뮤니티가 형성되어 있다. 이곳은 치매 환자들을 위한 지역사회 중심의 돌봄 모델을 구현하고자 한다. '오렌지 순찰대'라는 자원봉사자 그룹이 지역을 순찰하며 노인들과 대화하고 도움이 필요한지 확인한다. 치매 인식 교육 프로그램을 통해 지역 주민들에게 치매에 대한 이해를 높이고 환자들을 지원하는 방법을 교육한다. 이는 일본 정부의 '오렌지 플랜'의 일환으로, 치매 환자들이 익숙한 환경에서 계속 생활할 수 있도록 돕는 데 중점을 둔다.

호그백, 빌라주 랑데 알츠하이머, 빌라지오 에마누엘레, 글레너 타운 스퀘어, 마쓰도시와 같은 다양한 치매 돌봄 모델들은 전통적인 요양 시설과는 다른 접근 방식을 통해 치매 환자들에게 보다 인간적이고 존엄성 있는 삶을 제공하고자 노력한다. 주민들의 자율성과 정체성을 존중하며, 그들이 익숙한 환경에서 일상적인 삶을 영위할 수 있도록 지원하는 것이 이러한 모델들의 핵심 목표다.

현재 우리나라에서도 치매안심마을로 지정된 곳이 800여 개에 이른다. 보건복지부의 치매 관리 종합 계획에 따라, 60세 이상 인구 비율이 15% 이상이고 치매 환자 비중이 5% 이상이며 운영위원회가 구성된 곳에는 국가 지원비가 교부된다. 하지만 많은 사람이 그 존재감을 느끼지 못할 만큼 효용성이 높지 않다는 지적도 있다. 따라서 세계 각 나라의 치매 마을처럼 치매 환자 중심적인 새로운 형태의 치매안심마을이 우리나라에서도 시

범적으로 시행되어 치매 환자들을 위한 더 나은 돌봄 환경을 조성하는 데 도움이 되기를 바라본다.

100세 시대를 대비하는 '치매 해방'

오늘부터 우리는 100세 시대를 대비해야 한다. 우리나라는 세계적으로 유례없는 속도로 고령화 사회로 진입하고 있다. 통계청의 발표에 따르면 2021년부터 인구 감소가 시작되었으며, 현재 2024년의 중위연령은 50세이다. 대부분 직장에서는 50세~55세에 퇴직한다. 전체 인구의 절반이 하는 일이 없다는 것은 너무 심각한 일이다. 1960년대의 중위연령은 16세 정도였는데, 2070년에는 중위연령이 62세를 넘어설 것으로 예상된다. 이는 곧 노인 인구가 급격히 증가하고, 치매 환자 수 또한 크게 늘어날 것을 의미한다. 치매의 관점에서 보면 65세부터 치매의 위험군으로 들어간다. 요새 점점 빨라지고 있어서 55세라고 얘기하는 데도 있는데, 그렇다면 인구의 몇 퍼센트를 치매 환자로 잡아야 할지, 너무 아찔한 통계가 아닐 수 없었다. 저출생도 문제지만 치매 대비 역시 우리에게 닥친 급박한 문제이다.

통계청에 따르면 2022년 기준 여자의 평균수명이 85.6세, 남자의 평균수명은 79.9세이다. 그런데 문제는 정말 건강하게 살 수 있는 건강수명을 보면 남녀 평균 82.7세를 기준으로 했을 때 65.8세가 건강수명이다. 그러면 남은 기간, 남자는 14.1년, 여자는 19.8년을 아프면서 사는 것이다. 생각만 해도 나는 너무 힘들 것 같다. 82.7세까지 살아도 16.9년 동안 아프면서 사는 것이다.

 이 중에서도 제일 걱정되는 것은 치매이다. 치매는 본인부터 무척 힘이 들지만 치매 환자를 돌보는 주변인도 너무 힘이 든다. 그래서 치매에 대한 경각심을 가지고 열심히 예비능을 키우고 예방 관리, 조기진단, 치료를 해야 한다. 인지 강화 훈련, 운동, 위험인자 관리, 식단, 사회적 교류 등 책에 나온 치매 예방 체크리스트를 확인하며 뇌 속이 좋은 것으로 가득 찰 수 있도록, 뇌의 건강을 지킬 수 있기를 바라본다.

── 나가는 글 ──

치매 극복,
새로운 희망의 시대가 열린다

    2025년 5월 25일, 미국 FDA가 피 한 방울로 치매를 진단할 수 있는 새로운 기술을 승인했다는 정말 반가운 소식이 전해졌다. 이제는 치매를 더 일찍 알아내는 조기진단과 병의 근본을 치료하는 원인치료제를 개발하려는 움직임이 그 어느 때보다도 빠르게 진행되고 있다. 그동안 치매는 진단하기도 어렵고 치료도 쉽지 않은 미지의 영역처럼 느껴졌는데, 이제는 더 쉽고 저렴하게 진단할 수 있게 되고, 근본적인 치료 가능성까지 열리기 시작한 것이다. 이런 변화의 물결이 앞으로 봇물 터지듯 쏟아져 나올 거라는 기대감에 마음이 매우 설렌다.

나이가 들면 몸 여기저기 문제가 생기는데 특히 뼈가 약해지거나 근육이 줄어드는 근골격계 질환은 우리 삶의 큰 부담으로 다가온다. 하지만 무엇보다도 우리를 가장 두렵게 하는 것은 바로 '치매'라는 질병이다. 다행히 근골격계 질환은 약이나 수술 등으로 어느 정도 치료할 방법이 있지만, 치매는 여전히 많은 부분이 밝혀지지 않은 미지의 영역처럼 느껴진다. 물론 새로운 연구 결과와 기술이 계속해서 나오고는 있지만, 우리는 여전히 더 큰 희망을 간절히 바라고 기다리고 있다.

하지만 분명한 희망의 불씨는 있다. 바로 우리나라뿐만 아니라 전 세계 사람들이 치매의 심각성을 인식하고, 서로 다른 이념이나 지역을 넘어 한마음으로 치매를 극복하고자 노력하고 있다는 사실이다. 게다가 '길어진 노년'을 건강하게 보내는 것이 사회, 경제, 정치적으로도 안정에 중요하다는 공감대가 점점 더 커지고 있다. 이러한 국민적 염원을 바탕으로 정부의 정책도 차근차근 앞으로 나아갈 것이라 믿어 의심치 않는다.

나 역시 과학자로서 이제 단순히 연구실에만 머무르지 않고, 진정으로 환자와 가족에게 도움이 될 수 있는 연구와 해결책을 찾기 위해 노력하겠다고 다짐해본다. 치매에서 해방된 세상이라니, 상상만 해도 얼마나 기쁘고 따뜻한 모습인가.

이제 우리는 치매로부터 해방되는 꿈을 초고령사회를 살아가는 데 반드시 풀어야 할 중요한 숙제로 삼아야 한다. 오늘부터라도 함께 '치매 극복을 위한 나의 해방일지'를 한 줄 한 줄 써 내려가 보는 건 어떨까? 우리의 작고 꾸준한 노력이 모여, 언젠가는 모두가 치매로부터 자유로운 세상을 만들어낼 수 있을 것이다.

Q 초로기 치매는 임신 중이나 출산 직후에도 올 수 있나요? 임신이나 출산 후에 나타나는 여러 증상들 때문에 초로기 치매로 오해할 수 있나요? 초로기 치매가 임신이나 출산과 관련이 있나요?

A 초로기 치매는 임신이나 출산과 직접적인 연관은 없다. 임신이나 출산을 했다고 해서 초로기 치매에 걸릴 확률이 높아지거나 낮아지는 것은 아니다.

그러나 임신 중에는 당뇨병, 출산 후에는 우울증 등 다양한 질환이 발생할 수 있고, 이러한 증상들이 초로기 치매의 증상과 비슷하게 느껴져 오해할 수 있다. 특히 임신 중에는 신체적, 정신적 스트레스로 인해 우울감을 느끼는 경우가 많아 자신이 치매에 걸린 것이 아닌가 걱정하는 경우도 있다. 하지만 대부분의 경우 임신이나 출산 후 나타나는 증상들은 일시적이므로 시간이 지나면서 자연스럽게 호전된다. 따라서 자신이 초로기 치매라고 판단하기보다는, 먼저 산부인과 전문의와 상담하고 필요한 경우 신경과 혹은 정신과 전문의의 진료를 받아보는 것이 좋다.

초로기 치매는 임신이나 출산과 상관없이 누구에게나 발생할 수 있는 질환이다. 따라서 평소와 다른 이상한 증상이 나타난다면, 주저하지 말고 병원을 찾아 정확한 진단을 받는 것이 중요하다.

Q 아밀로이드가 뭉치게 되는 원인은 무엇이고, 아밀로이드 플라크 형성에 영향을 미치는 요인은 무엇인가요?

A 아밀로이드 베타 플라크는 아밀로이드 베타 단백질이 비정상적으로 축적되면서 형성되는데, 이는 단백질 제거 시스템의 문제, 금속 이온, 특정 단백질 등 다양한 요인에 의해 발생한다. 현재 아밀로이드 베타 플라크 형성을 억제하기 위한 다양한 치료제 개발이 진행되고 있다.

아밀로이드 베타는 40개 혹은 42개의 아미노산이 모여 만들어진 펩타이드이다. 정상적으로 만들어진 후에 제거되는 단백질이다. 하지만 알츠하이머병 환자의 경우, 이러한 단백질 제거 시스템에 문제가 생겨 아밀로이드 베타가 뇌에 축적되면서 플라크를 형성하게 된다.

아밀로이드 베타가 뭉치는 데에는 다양한 원인이 있다. 예를 들어 금속 이온(아연 등)이나 특정 단백질이 아밀로이드 베타 뭉침을 촉진할 수 있다. 또한, 아밀로이드 자체의 구조가 변화하여 뭉치기 쉬운 베타 시트(beta sheet, 단백질 겹침의 한 상태) 상태가 되기도 한다.

아밀로이드 플라크 형성을 막기 위해 다양한 치료제가 개발되고 있다. 예를 들어 금속 이온을 제거하는 아이언 킬레이터를 사용하여 아밀로이드 뭉침이 중심이 되는 핵을 제거하여 플라크 형성을 억제하는 방식 등을 개발 중이다.

Q 내가 겪고 있는 기억력 저하는 건망증일까요, 치매일까요? 치매와 단순 건망증을 구분할 수 있는 간단한 방법이 있나요?

A 치매와 단순 건망증의 가장 큰 차이는 외부 자극에 대한 반응과 자신에 대한 인지 능력이다. 외부 자극에 반응하고 자신이 문제를 인지한다면 대부분 건망증일 가능성이 높다. 하지만 외부 자극에도 반응하지 않고 자신이 문제를 인지하지 못한다면 치매를 의심해볼 필요가 있다.

치매와 단순 건망증을 구분하는 간단한 방법 중 하나는 외부 자극에 대한 반응을 살펴보는 것이다. 예를 들어 다른 사람이 과거의 일에 대해 언급하거나 힌트를 주었을 때 건망증인 경우에는 힌트를 통해 기억을 떠올릴 수 있다. 하지만 치매의 경우에는 힌트를 주어도 기억해내지 못하고 "정말 그랬어?"라고 반문하는 경우가 많다.

또 다른 구분 방법은 자신이 자신의 상태를 인지하는 정도이다. 건망증인 경우, 본인이 기억력이 좋지 않다는 것을 알고 있기 때문에 포스트잇 등을 이용하여 기억을 돕는 등의 노력을 기울인다. 반면 치매 환자는 자신이 기억력에 문제가 있다는 것을 인지하지 못하고 다른 사람의 도움에도 불구하고 같은 실수를 반복하는 경우가 많다.

일반적으로 대부분의 사람들은 단순 건망증을 경험한다. 하지만 치매에 대한 걱정이 크다면, 전문가와 상담하여 정확한 진단을 받는 것이 좋겠다.

Q 인지장애를 유발하는 원인은 알츠하이머병 외에 또 무엇이 있을까요? 알츠하이머병과 헷갈릴 수 있는 다른 질병들이 있나요? 인지장애가 나타날 때 왜 정확한 진단이 중요한가요?

A 인지장애는 알츠하이머병 외에도 다양한 원인에 의해 발생할 수 있으므로 정확한 진단을 통해 원인 질환을 파악하고 적절한 치료를 받는 것이 중요하다.

알츠하이머병과 비슷한 증상을 보이는 질병들이 많이 있다. 우울증, 알코올성 치매, 파킨슨병, 루이소체 치매 등이 대표적인 예다. 인지장애는 다양한 원인에 의해 발생할 수 있는데, 알츠하이머병 외에도 우울증, 알코올 중독, 뇌졸중, 갑상샘 저하증 등이 인지장애를 유발할 수 있다.

인지장애가 나타날 때 정확한 진단이 중요한 이유는 각 질환마다 치료 방법이 다르기 때문이다. 예를 들어 우울증으로 인한 인지장애는 항우울제를 사용하여 치료할 수 있지만, 알츠하이머병은 아직 완치는 어렵지만 병의 진행을 늦추고 증상을 완화시키는 약물 치료가 필요하다. 따라서 정확한 진단을 통해 적절한 치료를 받는 것이 중요해진다.

Q 치매 발병률이 높아지는 이유는 무엇인가요? 현대인의 생활 방식과 치매 발병률 사이에는 어떤 연관성이 있나요? 치매 발병 연령이 낮아지는 이유는 무엇인가요?

A 치매 발병률은 고령화와 현대인의 생활 방식 변화 등 다양한 요인으로 인해 증가하고 있다. 특히 청력 손실, 비만, 당뇨, 우울증 등이 치매 발병 위험을 높이는 요인으로 작용하며, 치매 발병 연령도 점점 낮아지는 추세이다.

치매는 아직까지 완벽한 조기진단 방법이 없고, 고령화 사회로 인해 치매 환자가 급증하고 있다. 또한 현대 사회의 복잡성과 고립감 증가도 치매 발병에 영향을 미치는 것으로 보고 있다.

현대인의 생활 방식은 치매 발병률에 큰 영향을 미친다. 불규칙한 생활 습관, 스트레스, 운동 부족 등이 치매 발병 위험을 높일 수 있다. 치매 발병 연령이 낮아지는 것도 현대인의 생활 방식 변화와 관련이 깊다. 과거에는 65세 이상에서 주로 발병했던 치매가 최근에는 50대~40대에서도 발병하는 경우가 늘어나고 있다. 이를 초로기 치매라고 하며, 현대 사회의 다양한 위험 요인들이 치매 발병 연령을 낮추고 있다. 치매 예방과 관련된 생활 양식은 이 책의 2장에 소개한 체크리스트(125~126쪽 참고)를 한번 확인해보기를 추천한다.

Q 치매 발병에 나이는 어떤 영향을 미치나요? 젊은 치매가 늘어나는 이유는 무엇인가요?

A 나이가 들수록 치매 발병 위험이 높아지는 것은 다양한 생물학적, 환경적 요인들이 복합적으로 작용하기 때문이다.

치매 발병의 가장 큰 위험 요소는 나이이다. 나이가 들수록 스트레스, 비만, 당뇨, 고혈압 등 다양한 치매 위험 요인들이 축적되고, 유전자 발현 변화와 호르몬 변화 등이 발생하면서 치매 발병 위험이 높아진다. 특히 여성의 경우 폐경 이후 에스트로겐 호르몬 감소가 치매 발병에 영향을 미칠 수 있다.

젊은 치매, 즉 초로기 치매가 늘어나는 이유는 현대 사회의 다양한 위험 요인들 때문이다. 젊은 치매의 원인으로는 청력 손실, 비만, 스트레스, 음주, 흡연 등의 생활 습관적인 요인과 사회적 고립 등이 지목된다. 최근에는 젊은 치매 환자를 대상으로 한 연구가 활발히 진행되면서 젊은 치매의 정확한 원인을 규명하려는 노력이 이루어지고 있다.

Q 우울증이 심하면 치매로 발전할 수 있나요? 우울증과 치매는 서로 어떤 관계가 있나요?

A 우울증과 치매는 서로 밀접하게 연관되어 있으며, 악순환을 일으킬 수 있다. 우울증은 치매의 위험 요소 중 하나이며, 치매가 우울증을 유발할 수도 있다. 우울증이 심해지면 사회적 활동이 줄어들고, 이는 치매 발병 위험을 높일 수 있다. 또한 치매의 초기 증상으로 우울증이 나타날 수도 있다.

우울증의 전조 증상으로 기억력 저하가 나타날 수 있는데, 이는 우울증으로 인해 집중력이 저하되고 의욕이 감소하여 기억력이 떨어지는 것과 관련이 있다. 우울증은 치료가 가능한 질환이므로 치료를 통해 우울 증상을 완화하고, 치매 발병 위험을 낮출 수 있다. 치매는 아직 완치가 어렵지만, 우울증을 적극적으로 치료하면 치매 진행을 늦추는 데 도움이 될 수 있다. 따라서 우울증 증상이 나타나면 반드시 전문가와 상담하고 치료를 받는 것이 중요하다.

미주

1 박원빈, 치매조기검진률, 코로나19 이전보다 51.8% 불과, 디멘시아뉴스, 2023. 10. 16. https://www.dementianews.co.kr/news/articleView.html?idxno=6628

2 Jee Hoon Roh, Inha Jung, Yunsun Suh, Min-Ho Kim, A potential association between COVID-19 vaccination and development of Alzheimer's disease, QJM: An International Journal of Medicine, Volume 117, Issue 10, 709–716, October 2024. https://doi.org/10.1093/qjmed/hcae103

3 World Health Organization, 2021. https://www.who.int/news-room/fact-sheets/detail/dementia

4 Livingston, Gill et al., Dementia prevention, intervention, and care: 2020 report of the Lancet Commission, The Lancet, Volume 396, Issue 10248, 413-446, 2020. https://www.thelancet.com/journals/lancet/article/PIIS0140-6736(20)30367-6/fulltext

5 Ngandu T, Lehtisalo J, Solomon A, et al. A 2-year multidomain intervention of diet, exercise, cognitive training, and vascular risk monitoring versus control to prevent cognitive decline in at-risk elderly people (FINGER): a randomised controlled trial, The Lancet, volume 385, Issue 9984, 2255-2263, 2015.

6 Konstantinos I. Avgerinos, Luigi Ferrucci, Dimitrios Kapogiannis, Effects of monoclonal antibodies against amyloid-β on clinical and biomarker outcomes and adverse event risks: A systematic review and meta-analysis of phase III RCTs in Alzheimer's disease, Ageing Research Reviews, Volume 68, 2021. https://www.sciencedirect.com/science/article/pii/S1568163721000866

KI신서 13790

치매 해방

1판 1쇄 인쇄 2025년 9월 10일
1판 1쇄 발행 2025년 9월 25일

지은이 묵인희
펴낸이 김영곤
펴낸곳 21세기북스

서가명강팀장 김민혜 서가명강팀 강효원 이정미
디자인 어나더페이퍼
영업팀 정지은 남정한 장철용 강경남 황성진 김도연 이민재
제작팀 이영민 권경민

출판등록 2000년 5월 6일 제406-2003-061호
주소 (10881) 경기도 파주시 회동길 201(문발동)
대표전화 031-955-2100 팩스 031-955-2151 이메일 book21@book21.co.kr

(주)북이십일 경계를 허무는 콘텐츠 리더

21세기북스 채널에서 도서 정보와 다양한 영상자료, 이벤트를 만나세요!
페이스북 facebook.com/jiinpill21 포스트 post.naver.com/21c_editors
인스타그램 instagram.com/jiinpill21 홈페이지 www.book21.com
유튜브 youtube.com/book21pub

서울대 가지 않아도 들을 수 있는 **명강**의! 〈서가명강〉
유튜브, 네이버, 팟캐스트에서 '**서가명강**'을 검색해보세요!

ⓒ 묵인희, 2025
ISBN 979-11-7357-500-6 03510

책값은 뒤표지에 있습니다.
이 책 내용의 일부 또는 전부를 재사용하려면 반드시 (주)북이십일의 동의를 얻어야 합니다.
잘못 만들어진 책은 구입하신 서점에서 교환해드립니다.